KB046072

약,

알아두면
사는 데
도움이
됩니다

약,

알아두면 사는 데 도움이 됩니다

알아두면
시리즈

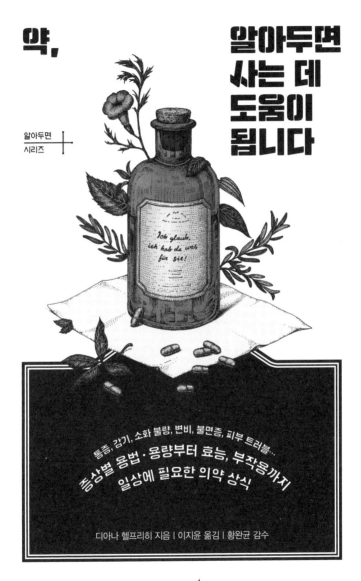

통증, 감기, 소화 불량, 변비, 불면증, 피부 트러블…
증상별 용법·용량부터 효능, 부작용까지
일상에 필요한 의약 상식

디아나 헬프리히 지음 | 이지윤 옮김 | 황완균 감수

지식너머

좋은 약이 있을까?

첫 직장이었던 베를린의 '동물원 약국'에서 처음으로 손님을 맞던 날을 아직도 생생히 기억한다. 아스피린 한 통을 찾는 손님이었다. 아스피린은 당시 보편적으로 쓰이던 진통제였고, 내가 일하던 약국 또한 흔한 약국이었다. 상황은 누구나 예상할 법한 대로 흘러갔다. 나는 손님과 대화를 몇 마디 주고받으며 '좋았어. 사람을 대하는 것도, 상담도 잘 해내고 있어'라고 생각했다. 하지만 곧이어 '은퇴할 때까지 아스피린만 팔아야 하나?'라는 생각이 따라붙었다. 약사가 하는 일의 대부분이 바로 그런 것이었다. 더군다나 손님이 많은 날이면 전문적인 상담은 꿈도 꾸지 못했다.

약사 생활에 회의를 느낄 무렵 천생 학자였던 아버지의 영향력이 발휘됐다. 아버지는 우리 형제들을 앞에 두고 이론 물리학에 관해 설명하곤 했는데 우리 중 그 말을 이해하는 사람은 아무도 없었다. 아버지의 지식과 깨달음은 다른 이에게 전달하기에는 너무 복잡했다. 나는 바로 그 지점에 흥미를 느꼈다.

언론학을 다시 공부하고 잡지사에 취직했다. 내 목표는 한 가지였다. 베를린자유대학교 약학과에서 오랫동안 배운 내용을 사람들에게 재미있고 유익하게 전달하는 것. 내가 '신뢰를 주는 약사'를 자처하는 이유도 거기에 있다. 상가 어귀마다, 주택가 골목마다, 시골 작은 동네에도 약국은 있다. 사람들은 불편한 곳이 낫길 바라며 그곳을 찾는다. 나는 사람들 가까이에 있다는 점에서 약국을 좋아한다. 사람들이 찾아와 무엇이든 물어볼 수 있는 약국이 좋은 약국이다. 그곳에서는 뻔한 질문을 해도, 너무 기초적이거나 황당무계한 질문을 해도 괜찮다. 필요할 때 큰 도움이 되면 좋지만 그렇지 않을 때는 작은 위안이라도 건넬 수 있다. 나는 이 책이 그러한 약국이기를 바란다.

당신이 이 책을 읽기 전 반드시 알아야 할 사항이 몇 가지 있다. 일종의 사용 설명서다.

효능·효과

누구나 아플 때가 있지만 그럴 때마다 곧장 병원으로

향하지는 않는다. 그 대신 약통을 뒤지거나 클릭 한 번에 쏟아지는 건강 정보를 훑어본다. 약국에서 약을 사기도 한다.

아주 건강한 사람에게조차 약은 필요하다. 단순히 영양을 보충해 주는 것일지라도 말이다. 그러면 도대체 어떤 약을 먹어야 할까? 화학 성분? 아니면 식물 성분? 정말 좋은 약이 있을까? 나에게 맞는 상비약을 어떻게 꾸려야 할까? 텔레비전 광고나 인터넷 검색을 믿어도 될까?

이 책에는 약사이자 기자로서 20년 넘게 현장에서 쌓아 온 내 경험에서 우러난 건강 지식을 아낌없이 풀어놓았다. 잘 알려진 의약품을 분석하고 자가 치료의 팁을 전수한다. 약사나 의사를 찾기 전 사전 지식을 갖추고 자신감 있게 자신의 건강을 돌보기를 원하는 이들을 위한 책이다.

주의 사항

이 책은 과학 전문서가 아니다. 과학적인 연구 결과나 의심의 여지 없이 확실한 식견만을 다루는 책이 아니다. 그보다는 얼마간의 전문 지식과 수십 년간의 경험, 그리고 '건전한 이성'으로 불릴 만한 이해력을 총동원하여 모순되거나 확실치 않을 때가 많은 정보와 일상의 괴리를 메우려는 시도에 가깝다. 당연히 지난 20년간 건강 관련 주제로 나와 인터뷰를 해온 전문가들의 다양한 정보와 견해도 더해졌다.

이 책은 완벽을 추구하지 않는다. 일단, 모든 통증과 질병에 딱 맞는 처방이 있지 않다는 사실부터 알아주기 바란다. 이는 각 장의 주제에도 해당하는 이야기다. 놓친 연구나 치료 방법, 혹은 약품이 있을 수도 있고 어떤 성분에는 내가 언급한 것 외에 다른 효력이 있을 수도 있다. 약용 식물 같은 경우 그 분야가 방대한 까닭에 일반적으로 중요하게 쓰이는 몇 가지 성분밖에 다루지 않았다.

기본적으로 건강한 사람들에게 보편적인 정보를 제공하기 위해 쓴 책인 만큼 어떤 경우에도 이 책이 의사를 찾아가 치료를 받거나 약에 동봉된 사용 설명서를 읽는 행위를 대체할 수 없다. 만성 질환이나 고혈압이 있어서 규칙적으로 약을 먹어야 하는 사람은 처방전 없이 살 수 있는 일반의약품 중에도 섭취해서는 안 되는 약이 있다. 약들끼리 상호 작용을 할 수 있으며, 일반적인 경우 부작용의 위험도 크기 때문이다. 특히 약 성분의 분해와 배설에 관여하는 간이나 신장에 만성 질환이 있는 사람은 이 책의 정보를 함부로 적용해서는 안 된다. 어린아이, 임산부도 마찬가지다. 아플 때는, 혹은 의심이 생길 때마다 의사나 약사와 상담하기를 당부한다.

마지막으로, *가 붙은 단어에 대한 자세한 설명은 239쪽 '용어'에서 찾을 수 있다. 그리고 언급하기 어려운 이야기가 많다고 생각되는 주제일수록 나만의 비법을 알차게 담으려 애썼다는 사실을 알아주었으면 좋겠다.

현재의 코로나바이러스감염증-19[covid-19]처럼, 16세기 전후 유럽은 페스트균 감염을 비롯한 여러 전염병으로 인구의 절반 이상이 사망했다. 이에 근세에 접어들면서 경험을 바탕으로 한 과학적이고 체계적인 치료법이 도입되어 국민들에게 보급되기 시작했다. 이는 자가 치료의 근거를 마련하는 계기가 되었다.

　20세기 중반까지 식물성 의약품을 기반으로 신약들이 개발되었고, 근거 중심의 임상 실험을 통하여 효능과 안정성이 입증된 일반의약품들이 사회에 보급되었다. 의사와 약사들은 일반 대중이 스스로 질병을 예방하거나 치료할 수 있도록 가이드라인을 제시했다. 그 결과 유럽인들의 의약품과 질병 예방, 자가 치료 수준은 매우 높아졌다.

의학 기자이자 약사인 저자가 수십 년의 지식과 경험을 마음껏 풀어놓은 이 책은 건강한 삶을 살아가고자 하는 사람들에게 적절한 도움을 준다. 우리 몸에서 일어나는 질병의 증상과 대처법을 알기 쉽게 설명하고 의약품을 구입할 때 필요한 지식들을 소개하는 매우 유용한 가이드북이다.

우리나라에서도 자가 치료에 관심을 갖고, 의약품 구매 정보를 더 알고자 하는 사람들이 점점 늘어나고 있다. 그럼에도 일상생활에서 약을 구하고 복용할 때 적극적인 상담을 받거나 최신 정보를 접하기란 아직은 여의치 않다. 앞으로 자가 치료 및 의약 상식과 관련한 책들이 더 많이 출간되기를 기대한다.

끝으로 이 책을 읽는 독자들이 잘못된 의약 정보에 속지 않고 자신에게 맞는 약을 찾게 된다면 더할 나위 없이 좋겠다.

황완균, 중앙대학교 약학대학 교수

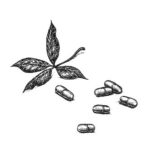

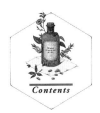

Contents

Part 2. 감기에 관한 약 상식

Part 3. 위와 장 질환에 관한 약 상식

Part 4. 피부 질환에 관한 약 상식

    ◦ 조제실에서 조잘조잘 ◦ 약국에서 파는 화장품이 무조건 더
좋은 것은 아니다!

Part 5. 불안과 수면 장애에 관한 약 상식

부록. 알아두면 사는 데 도움이 됩니다

Part 1.

통증에 관한 약 상식

1　통증이여
　　사라져라!

원래 통증 그 자체는 유익하다. 가령 별생각 없이 달궈진 전기 레인지에 몸을 기대면 몸은 곧바로 "그러면 다친다"는 신호(통증)를 보낸다. 발목을 삐면 조직이 재생될 때까지 몸을 쉬게 하기 위해 움직일 때마다 통증을 느끼게 한다. 무언가에 감염되어 몸져누웠을 때도 마찬가지다.

　하지만 인간은 고도로 진화된 생명체다. 굳이 통증이라는 힌트를 주지 않아도 우리는 화상과 부상의 위험을 잘 안다. 그리고 통증은 때로 아무 이유 없이 나타나며, 우리를 불편하게 한다. 너무 오래 지속되기도 한다. 가끔은 몸을 어떻게 할 수 없을 정도로 아플 때가 있다. 머리가 깨질

듯 아플 때, 이가 쿡쿡 쑤실 때, 무릎이 욱신욱신 아플 때
도 있다. 그럴 때 우리는 어떤 약을 먹어야 할까?

아스피린(아세틸살리실산) vs 이부프로펜

"아스피린^{Asprin}과 이부프로펜^{Ibuprofen} 중 어느 것이 더 좋은가
요?" 지난 수년간 내가 가장 자주 들은 질문이다. 지금 이
자리에서 하나를 골라야만 한다면 나는 "이부프로펜"이라
고 대답하겠다. 내가 항상 소지하는 진통제이자, 지난 수년
간 점점 더 많은 사람에게 사랑받아 온 진통제는 이부프로
펜이다. 하지만 과학적으로는 이렇게 단언할 수 없다. 모든
약품을 똑같은 환경에서 비교한 다음 얻은 결과가 아니기
때문이다. 그리고 당연한 말이지만, 어떤 약품이 잘 듣는지
는 사람에 따라 다르다.

2007년에서 2016년 사이에 이부프로펜이 진통제 분
야에서 1위를 고수하던 아스피린을 추월했다. 이부프로펜
판매량은 두 배로 늘었고, 일반의약품 진통제 판매량의 절
반 이상을 차지했다. 진통제 중에서 이부프로펜이 이토록
큰 인기를 얻게 된 이유가 무엇일까? 일부 전문가는 그저
한때의 유행일 뿐이라고 말한다. 하지만 나는 이 유행이 계
속될 것이라고 확신한다.

다른 모든 비스테로이드성 소염제^{NSAIDs}* (스테로이드를

함유하지 않은 항염증 약)와 마찬가지로 이부프로펜도 출혈량을 증가시킨다. 하지만 아스피린은 이부프로펜보다 출혈량 증가에 더 많은 영향을 미치며, 그 영향이 며칠 동안 지속된다. 이것은 치과 수술뿐만 아니라 손을 베이는 일도 두려워지게 하는 아스피린의 심각한 단점이다. 아스피린의 효력이 지속되는 동안에는 멍도 쉽게 든다.

그러면 두통에는 어떤 약이 좋을까? 이부프로펜이 두통 완화에 딱히 더 우수하다고 보지는 않는다(자세한 설명은 조금 후에 하겠다). 숙취로 속이 울렁거릴 때는 개인적으로 이부프로펜이 좀더 낫다고 생각한다. 음주는 위에 부담을 주는데 이부프로펜이 아스피린보다는 위를 덜 자극한다.

지금까지 말한 것만으로도 이부프로펜을 선호할 이유가 충분하지만, 한 가지가 더 남았다. 발열 등의 이유로 아이에게 해열 진통제가 필요할 때 이부프로펜은 괜찮다. 만 6세 이상이거나 체중 20kg 이상 어린이라면 200mg 알약을 먹을 수 있다(여기서 주의! 시중에는 400mg 알약이 많으므로 그럴 경우 쪼개서 먹여야 한다).

아스피린 성분인 아세틸살리실산[Acetylsalicylic Acid]은 '라이증후군(간과 뇌에 치명적인 합병증을 일으키는 병으로 구토와 발작, 혼수상태에 이르게 한다)'을 일으킬 수 있기 때문에 의사의 지도 아래 아이에게 다른 약이 듣지 않을 경우에 한정해 투여할 수 있다.

비스테로이드성 소염제는 몸에 해로울까?

일반의약품인 이부프로펜, 아스피린, 디클로페낙^{Diclofenac}, 나프록센^{Naproxen} 등 이른바 비스테로이드성 소염제는 근본적으로 작용 기전이 동일하다. 이런 약들은 모두 프로스타글란딘^{Prostaglandin} 형성에 필요한 효소인 사이클로옥시제네이스^{Cyclooxygenase}를 억제한다.

　프로스타글란딘은 우리 몸 이곳저곳에 관여하는 전달물질이다. 무엇보다 통증 지각을 강화하여 통증이 있으면 뇌가 체온을 정상 범위보다 높게 설정하도록, 즉 우리 몸이 '열을 내도록' 프로그래밍을 한다. 또한 상응하는 수용체와 결합하여 붉어짐, 부어오름, 통증 등의 전형적인 염증 증상을 발생시키는 염증 매개체이다. 그런데 비스테로이드성 소염제는 이 모든 작용을 억제한다. 말하자면 진통제는 두통, 요통을 완화할 뿐만 아니라 염증을 감소시키고 높아진 체온도 내린다.

　프로스타글란딘은 위산으로부터 위 점막을 보호하는 역할도 한다. 그래서 진통제를 너무 많이 복용한 사람은 위가 과민해지기 마련이고, 심하면 위 출혈까지 이를 수 있다. 비스테로이드성 소염제를 흔히 위장약과 함께 처방하는 이유다. 또한, 프로스타글란딘은 신장에 적당한 혈액이 공급되도록 돕는데, 바로 그런 점 때문에 비스테로이드성 소염제는 신장 질환뿐 아니라 고혈압과 부종을 유발할 가능성이 있다.

　일반의약품으로 판매되는 진통제가 일부 천식 환자들에게 심각한 발작을 일으키는 것도 프로스타글란딘과 관련이 있다. 인간의 몸은 아라키돈산$^{Arachidonic Acid}$을 사용해 프로스타글란딘을 생성하는데, 천식을 일으키는 전달 물질 류코트리엔^{Leukotriene}도 같은 원료에서 만들어진다. 진통제의 억제 작용으로 프로스타글란딘 생성에 쓰여야 할 아라키돈산이 줄어들면 원료가 남아도는 류코트리엔이 그만큼 많이 만들어진다. 그 결과 호흡 곤란이 일어날 가능성이 커진다.

진통제 한 알쯤은 괜찮을까?

이부프로펜이 아스피린보다 부작용은 적으면서도 다재다능하게 활약 가능하다는 점은 명백하다. 그러나 굉장한 장점이 있는 만큼 너무 경솔하게 취급되어 위험이 되기도 한다. 이는 일반의약품으로 판매되는 모든 진통제에 해당하는 문제지만 내가 보기에는 이부프로펜이 특별히 더 심각하다.

　운동선수들 사이에서 이부프로펜은 머리글자를 따서 '비타민 I'란 별명으로 불린다. 선수들은 훈련 후 심한 근육통을 잊기 위해서 이 약을 먹는다. 혹은 훈련하러 나가기 전부터도 먹는다. 2009년 본 마라톤에 참가한 1,000여 명에게 설문 조사를 한 결과, 62퍼센트가량이 출발 전에 미리 진통제를 복용했다고 답했다. 출발 전에 실제로 통증이 있어서 약을 먹은 사람은 11퍼센트에 불과했다. 애용하는 진통제는 이부프로펜, 디클로페낙 순이었다.

진통제 부작용은 없을까?

진통제를 무분별하게 복용하는 것은 당연히 바람직하지 않다. 이부프로펜을 의사 처방이 필요한 고용량으로 복용할 경우 심근 경색과 뇌졸중 등 다양한 심혈관계 질환을 일으킬 수 있으며, 심하면 심정지에 이를 수 있다. 심지어 디클로페낙은 이부프로펜보다 심혈관계 질환을 일으킬 가능성이 크다.

　진통제가 또 다른 두통을 낳는 부작용도 사소하게 취급해서는 안 된다. 진통제가 유발하는 역설적인 두통도 실제로 많은 이들이 겪는 현상이다. 규칙적으로 진통제를 복용하는 사람은 언젠가부터 통증에 대한 역치(자극에 대한 반응을 일으키는 데 필요한 최소한도의 자극 세기)가 낮아져서 작은 통증에도 고통스럽게 반응한다. 진통제를 더 많이 복용하면 악순환이 발생하고, 이 악순환은 만성 두통을 일으킬 수도 있다. 이런 일이 일어날 위험은 상당히 크다.

하지만 진통제를 가끔 한 알씩 먹는 사람이라면 이 모든 문제와 무관하다. 단, 나흘이 넘도록 통증이나 열이 있다면 병원에 가야 한다. 한 달에 열흘 이상 진통제를 먹는 사람도 마찬가지다. 아프지도 않은 사람이 예방 차원에서 혹은 운동할 때 통증을 참기 위해 진통제를 먹는 것은 전적으로 잘못된 일이다.

주요 진통제

이쯤 하면 이부프로펜에 대해서는 충분히 설명한 것 같다. 이제 다른 주요 진통제에 관해 간략하게 정리하겠다.

아스피린

진통제계의 전통 주자. 아스피린이 시중에 나온 지 벌써 120년이 넘었으니 오랜 기간 검증을 받은 셈이다. 이 약 성분이 다른 일반의약품 진통제와 구분되는 점은, 혈액 응고를 방해하는 효과가 여타 작용 성분보다 훨씬 강하다는 것이다. 아스피린은 혈소판이 덩어리지는 것을 방해하는 일종의 혈소판 응집 억제제다. 아스피린 성분인 '아세틸살리실산'을 구성하는 '아세틸'이 그런 일을 한다. 아세틸 잔류물이 혈소판의 특정 구조에 달라붙어서 혈소판이 뭉쳐질 수 없도록 만든다.

그 효과는 아주 적은 양으로도 유발되며, 복용 몇 시간 안에 발생하여 일주일이 넘도록 지속된다. 그런 이유에서 심근 경색 예방을 위해 아스피린이 최대 300mg까지 처방되기도 한다. 하지만 통증 치료, 특히 수술 가능성이 큰 편인 치통 치료 같은 경우 이러한 효과가 단점이 된다.

무엇보다 아스피린은 어린이와 청소년에게 사용할 수 없다. 내 어머니의 약 서랍에는 미국에서 누군가 가져다준 '베이비 아스피린'이 큰 통으로 들어 있었다. 내가 어릴 때는 진통제가 필요하면 그걸 먹었다. 요즈음이라면 큰일 날 소리다. 다시 말하지만 아스피린은 라이 증후군을 일으킬 위험이 있다. 임신 중에도 이부프로펜과 아세트아미노펜을 먹는 편이 훨씬 낫다. 아스피린을 복용하려면 먼저 의사에게 문의해야 한다.

나프록센

나프록센은 가벼운 통증부터 심각한 통증에까지 두루두루 쓰이며 이부프로펜, 아세트아미노펜과 마찬가지로 열이 날 때도 쓸 수 있다. 단, 효력이 다른 진통제보다 오래가 최대 12시간까지 지속된다. 그래서 생리통처럼 길게 지속되는 통증을 잠재우는 데 적합하다. 부작용은 이부프로펜과 유사하지만, 차이가 있다면 나프록센이 위장 기능에 더 해롭게 작용한다.

디클로페낙

디클로페낙은 의사들의 약이다. 예컨대, 정형외과의나 류머티즘 내과의가 이 약을 많이 처방한다. 의사 처방 없이 약을 먹을 때 이 약의 사용 범위는 이부프로펜과 유사하지만 효과가 더 강하고 오래간다는 사실을 알아야 한다. 따라서 이 약이 필요할 때는 아주 소량만 쓸 것을 당부한다. 정확히 말하면 12.5mg만으로도 충분하다.

다른 비스테로이드성 소염제와 구분되는 디클로페낙의 결정적인 단점은 심혈관계 질환을 일으킬 위험이 더 크다는 점이다. 이는 덴마크에서 수년에 걸쳐 600만 명 이상을 대상으로 한 광범위한 연구를 통해 확인되었다. 이 연구의 논문 작성자는 이 약을 의사의 처방전이 있을 때만 구할 수 있게 하고 복용량도 아주 소량으로 제한해야 한다고 촉구했다. 이는 연구자들만의 주장이 아니다. 독일 연방환경부도 디클로페낙에 대한 처방전 의무가 광범위하게 적용되는 편이 합리적이라고 주장한다. 이 약이 환경에도 심각한 문제를 일으킬 수 있기 때문이다. 우리 몸이 배설할 때 섞여 나온 디클로페낙과 그 분해 산물은 하수처리장에서 제대로 걸러지지 않는다. 그중 대다수가 주변 환경에 스며들고 일부는 물고기가 먹어서 결국 다시 우리 입으로 들어온다.

아세트아미노펜(파라세타몰)

아세트아미노펜은 소염 효과가 아주 약하다. 그래서 엄밀히 말하면 아세트아미노펜은 성분 분류상 비스테로이드성 소염제에 속하지 않는다. 하지만 사이클로옥시제네이스 혹은 프로스타글란딘의 합성을 억제하는 성분이란 점에서는 같은 카테고리에 묶인다. 아세트아미노펜이 조직 내 사이클로옥시제네이스에 작용하는 효과는 아주 미미하지만 척수와 뇌에는 매우 강한 효과를 발휘한다(주로 '중추에' 작용한다). 그래서 아세트아미노펜은 특히 열을 내리는 용도에 알맞다. 그리고 혈액 응고에 미치는 영향이 거의 없어서 치통이 있을 때도 탁월하다.

아세트아미노펜에 관해 알아야 할 사항은, 이 작용 성분이 심각한 간 손상을 유발할 수 있으며 심히면 장기 부전에 이를 수 있다는 점이다. 권장 용량보다 고작 몇 그램 더 섭취했을 뿐인데도 위험한 상황에 이를 수 있다. 약사와 의사들의 표현을 빌리면 '치료 지수가 좁은 약물'이다. 2006년 독일 독성물질정보센터에 등록된 아세트아미노펜 중독증 사례는 4,200건이었다. 독물학 협회에 따르면, 그중 3분의 2가 자살 시도에 해당하며, 약 서랍에 들어 있는 아세트아미노펜을 모조리 삼킨 경우도 드물지 않다. 그래서 작용 성분 10g(대략 20정)을 초과한 아세트아미노펜은 이미 다른 대용량 진통제 병이 자유롭게 유통되던 2009년부터 처방전이 필요한 전문의약품*으로 분류되었다.

2	진통제,
	안전하게
	복용하려면

약 상자에 동봉된 사용 설명서를 보면 한 번에 섭취해야 할 1회 용량과 하루에 넘지 말아야 할 1일 용량이 나와 있다. 예를 들면 아세트아미노펜의 1회 용량은 500~1,000mg(대략 1~2정)이고, 1일 용량은 최대 4,000mg이다. 어린이와 청소년은 체중에 따라 용량이 달라진다.

복용량이 많을수록 효과가 세다는 원칙은 진통제에도 적용될까? 그렇다. 하지만 일정 시점이 지나면 복용한 약성분은 체내에서 결합할 수 있는 모든 수용체에 영향을 미친다. 이후 복용하는 양은 부작용의 여지만 늘릴 뿐이다. 그래서 일반적으로 1회 최대 용량 이상을 복용하는 것은 부적절하다. 권장 용량보다 적게 복용해도 안 된다. 특정 용량 미만에서는 효과가 전혀 없거나 기대와는 완전히 다른 효과를 낼 수 있다. 아스피린을 1회 용량(300mg) 미만으로 복용하면 혈액 응고에만 작용하고 통증에는 작용하지 않는다.

한 알? 두 알? 정확한 진통제 복용량

먼저 한 알을 먹는다. 효과가 충분하지 않다고 느껴지면 다음에는 두 알을 먹는다. 당연히 몸이 크고 무거운 사람일수록 그럴 가능성이 높다. 작용 성분은 몸 전체로 퍼져 나가기 때문이다. 너무 적은 양을 복용하면 통증을 치료하려고 이리저리 애쓰는 시간만 길어지고, 오래 지속된 통증이 만성이 될 가능성이 크다. 그럴 때는 다른 작용 성분을 시도해 본다.

마지막으로 진통제 복용에 대해 남기고 싶은 팁은 이것이다. 예를 들어 생리통이나 치과 수술 후 통증처럼 오래 지속되는 통증은 다시 아플 때까지 기다리지 말고 사용 설명서에 나온 용법에 따라 정해진 시간에, 정해진 양을 계속 먹는 것이 합리적이다.

[표] 진통제 종류별 용량

	1회 최대 용량	1일 최대 용량
아스피린	1,000mg	65세 미만 3,000mg 65세 이상 2,000mg
디클로페낙	25mg	75mg
이부프로펜	400mg	1,200mg
나프록센	500mg	750mg
아세트아미노펜	1,000mg	4,000mg
혼합 제제	아스피린 500mg 아세트아미노펜 400mg 카페인 100mg	아스피린 1,500mg 아세트아미노펜 1,200mg 카페인 300mg

— 독일 보건의료품질경제성연구소*가 작성한 자료로 독일 건강 정보 웹사이트(gesundheitsinformation.de)에서 발췌했다. 국내에서는 건강iN 웹사이트와 식품의약품안전처 의약품통합정보시스템에서 의약품 정보를 검색할 수 있다.

커다란 약을 꿀꺽 삼키는 법

커다란 알약을 삼키기 어려워하는 이들이 많다. 어린아이가 아닌데도 그렇다. 하이델베르크대학교 약학과 발터 헤펠리[Walter Haefeli] 연구팀이 밝혀낸 바에 따르면, 사람들은 특히 동그란 알약을 삼키는 데 어려움을 느끼고, 약이 두꺼울수록 어려움은 더 커진다. 혹시 지금 이 순간 당신이 약을 바로 삼키지 못하고 뚫어져라 쳐다보고만 있는 상황이라면 다음 두 가지 방법이 도움이 될지도 모른다. 앞서 말한 연구팀이 실험을 통해 알아낸 방법이다.

캡슐이라면 고개 숙이기

150여 명의 실험 참가자 중 열에 아홉이 이 방법으로 성공했다. 심지어 2cm(!)가 넘는 캡슐도 이 방법으로 삼킬 수 있었다. 하지만 그 정도 크기는 캡슐만 가능했고 알약에는 잘 안 통했다.

방법은 이렇다. 캡슐을 혀 위에 올리고 물을 한 모금 입에 문다. 그런 다음 물을 삼킬 때 고개를 앞으로 숙이면 입 안에서 물에 둥둥 뜬 캡슐이 목구멍을 단숨에 넘어가서 식도까지 수월하게 통과한다.

알약이라면 페트병 기술

실험 참가자들의 3분의 2 남짓이 이 방법으로 알약을 훨씬 쉽게 삼켰다. 이 방법을 쓰려면 맹물을 꽉 채운 페트병이 필요하다(좀더 강렬한 기분을 느끼려면 알록달록한 탄산음료 병에 물을 담아도 좋다). 단, 페트병 입구를 좁게 만드는 부속물이 달려 있지 않아야 한다. 손가락으로 뚜껑을 꾹 눌러야 물이 나오는 병도 안 된다. 이 방법이 성공하려면 물을 재빨리 한 모금 마셔야 하기 때문이다.

방법은 이렇다. 알약을 혀 위에 올리고 온 입술로 페트병 입구를 둘러 감싼다. 그리고 물을 한 모금 빨아들이면 단숨에 약이 넘어간다. 물병의 몸체가 목구멍을 잡아당기기 때문이다. 이 방법을 사용해 보면 실제로 목구멍이 열리는 것이 느껴진다.

3 　두통에는
어떤 약이
좋을까?

두통의 종류는 200가지가 넘는다. 그중 긴장성 두통이 가장 흔하다. 연구에 따르면 독일 인구의 3분의 2가량이 일년에 한 번 이상 긴장성 두통을 겪는다. 내가 생각하기에는 통계에 잡힌 숫자가 너무 적다.

독일 신경학 협회에 따르면 긴장성 두통은 머리 전체가 묵직하게 눌리는 느낌으로 통증의 강도는 가벼울 때도 있지만 심하면 중간 정도까지 이른다. 신경학 협회가 제시한 진료 지침*을 보면 환자들은 이 통증을 작은 모자를 쓴 것 같다고 표현한다는 내용이 적혀 있다. 정말 탁월한 비유다. 긴장성 두통은 편두통과 다르게 몸을 움직인다고 해서 증상이 심해지지 않는다. 구토를 유발하는 경우도 거의 없다. 긴장성 두통은 몇 분 만에 끝나기도 하지만 며칠씩 지속되기도 한다.

긴장성 두통에는?

오늘날까지도 정확히 어떤 경로로 긴장성 두통이 발생하는지를 알아내진 못했다. 그래도 몇 가지 유발 인자 혹은 강화 요인에 관해서는 밝혀진 바가 있다. 스트레스, 발열성 감염, 긴장을 일으킬 수 있는 무리한 근육 사용 등이다.

다음은 연구를 통해 긴장성 두통에 효과가 있다고 증명된 일반의약품이다.

* 아스피린(한 번에 500~1,000mg)
* 아세트아미노펜(한 번에 500~1,000mg)
* 이부프로펜(200~400mg)
* 나프록센(500~1,000mg, 처방전 없는 치료인 경우 최대 500mg을 넘지 말 것)
* 혼합 제제*(아스피린 250mg, 아세트아미노펜 250mg, 카페인 65mg)

비록 진료 지침의 권장 목록에 포함되긴 했지만 혼합

제제를 둘러싼 논쟁이 여전히 진행 중이란 사실을 잊어서는 안 된다. 혼합 제제에는 카페인이 과도하게 포함되었으며, 여러 약 성분이 섞여 있어 부작용이 생겼을 때 어떤 성분에 의한 것인지 파악하기 어렵다. 하지만 내가 아는 사람들 중에는 이러한 혼합 제제의 효력을 믿고 의지하는 이들도 여럿 있다.

약 없이도 두통을 해결할 수 있다?

나는 두통이 생기면 큰 컵으로 물을 한 잔 마신다. 수분 부족으로, 단순히 탈수 때문에 두통이 생길 때가 있다. 그리고 좋은 음식을 먹는다. 따뜻한 음식이면 제일 좋지만 여의치 않을 때는 단것을 먹는다. 당이 떨어져서 머리가 멍해질 때도 있기 때문이다. 그다음 10분 정도 신선한 공기를 마시며 걷는다. 혈중 산소가 늘어나면 두개골이 깨질 듯 아픈 증상이 줄어든다.

그래도 두통 증상이 사라지지 않으면(혹은 이런 방법을 쓸 수 없는 상황이라면) 약을 꺼내기 전 마지막으로 쓰는 비장의 카드가 있다. 바로 박하 오일(페퍼민트 오일). 이것을 관자놀이와 목덜미에 넓게 펴 바르면 두통 완화에 도움이 된다. 연구 결과로 증명된 사실이다.

트립탄: 편두통 환자들을 위한 팁

지난 수십 년간 지긋지긋한 편두통에 시달리면서도 트립탄^{Triptane}이란 약 이름을 한 번도 들어 보지 못한 이들이 있다. 이 약이 세상에 나온지 20년 가까이 됐는데도 말이다. 편두통 환자들 사이에서 트립탄이 이토록 알려지지 않은 이유가 무엇일까?

약사들이 좀처럼 트립탄을 말하지 않는 데는 이유가 있다. 권하기에는 까다로운 구석이 있기 때문이다. 이 약은 의사에게 편두통 진단을 받지 않아도 약국에서 쉽게 구할 수 있다. 약 상자에도 일반의약품이라고 적혀 있다. 그런데 손님 얼굴만 보고서 그 사람의 두통이 편두통인지 단순 두통인지 구별해 낼 약사가 있을까? 트립탄은 오직 편두통에만 효과가 있다. 다른 이유로 두개골이 깨질 듯 아픈 사람에게는 이 약이 아무런 도움이 되지 않는다.

또한 신경 전달 물질인 세로토닌과 흡사한 트립탄은 세로토닌 수용체와 결합하여 편두통으로 확장된 뇌혈관을 수축시키고 통증을 완화한다. 하지만 두개골 밖에 있는 세로토닌 수용체와도 결합해 편두통과 무관한 부위의 혈관까지 수축시킬 가능성이 있다. 이 잠재적 부작용 때문에 트립탄은 심혈관계 질환자에게 적당하지 않다. 당뇨병이 있거나 담배를 많이 피우는 사람도 복용할 수 없다.

트립탄은 두통이 느껴지면 바로 먹는 것이 가장 좋다.

그 전에 먹어 봤자 아무 소용이 없다. 시각, 후각을 비롯한 여타 감각의 교란으로 편두통이 생겼다고 느끼는 사람은 좀 더 기다려야 한다. 그리고 트립탄도 다른 진통제와 마찬가지로, 너무 많이 먹으면 약물 유발성 두통의 위험이 있다 (한 달에 최대 열흘 이상 복용하지 말 것, 그리고 사흘 이상 연속으로 복용하지 말 것을 권한다).

편두통일까? 아닐까?

혹시 당신의 하루를 잡아먹는 게 편두통인지 다른 두통인지 확실하지 않은가? 빛과 소음에 예민해지고 울렁거리면 전형적인 편두통 증상이다. 편두통은 특히 몸을 움직이면 심해진다. 반면 다른 두통은 신선한 공기를 마시며 산책하면 한결 나아진다. 자기가 앓고 있는 두통이 어떤 종류인지 구별할 수 없다면 의사를 찾아가는 게 최선이다. 사람들은 아주 심한 혹은 잦은 두통에 시달리는 것을 대수롭지 않게 여긴다. 두통 때문에 고통스럽다면 의사의 도움을 받아야 한다. 가까운 대학 병원에 편두통이나 두통 전문 클리닉이 있다면 찾아가 보자. 적어도 그곳에서는 편두통 환자에게 트립탄을 소개해 줄 것이다.

4 관절 통증에는 먹는 약보다 바르는 약이 좋다?

삐고, 늘어나고, 멍 들고…. 운동선수가 아니어도 이런 일들은 자주 일어난다. 이런 상황을 대비해 다음 네 가지 방법을 기억하면 좋다. 휴식하기, 얼음찜질하기, 압박하기, 높이 들기. 풀어서 설명하면, 일단 자리에 앉아 얼음찜질로 관절을 시원하게 하고, 붓는 속도가 늦춰지도록 탄력 있는 붕대를 감고, 피가 잘 흐르도록 다리를 가능한 한 높이 올린다.

그래도 너무 아프면 약을 써야 한다. 실제로 대부분의 사람이 그렇게 하고 있다. 이부프로펜이나 디클로페낙이 많이 쓰인다. 그런데 이런 작용 성분이 바르는 약으로도 나와 있지 않은가? 그렇다면 그걸 쓰는 게 더 낫지 않을까?

바르는 약 vs 먹는 약

바르는 약을 쓰면 앞에서 설명한 모든 진통제 부작용을 피할 수 있다. 혈액을 통해 체내를 순환하는 작용 성분이 극소량이기 때문이다. 연고를 바른 부위가 붉어지거나 쓰라린 경우는 매우 드물었다. 플라세보(가약)와 비교해도 큰 차이가 없었다. 그래서 나는 며칠에 걸쳐 통증을 완화하고 싶을 때는 항상 연고나 겔을 쓴다.

요통은 다르다. 독일의 진료 지침은 '불특정 요통'의 경우 바르는 비스테로이드성 소염제를 사용하지 말라고 권한다. 효과가 입증되지 않았기 때문이다. 또한 자가 치료하는 경우가 많은 요통을 오랜 시간 비스테로이드성 소염제를 써 가며 자가 치료하겠다는 것은 결코 좋은 생각이 아니다. 바르는 약이든 먹는 약이든 마찬가지다. 일반적으로 허리가 아프면 요가 매트를 사거나(요통은 단순 운동 부족이 원인일 때가 많다) 정형외과를 가야 한다. 진료 지침은 의사가 비스테로이드성 소염제를 처방할 때도 "가능한 짧게" 하라고 권한다.

다시 멍과 염좌, 탈구로 돌아가 보자. 이런 증상에도 연고와 겔이 먹는 약만큼 효과가 좋을까? 코크란 연합^{Cochrane}

Collaboration[*] 발표를 살펴보면 '모른다'라고 답할 수밖에 없다. 이부프로펜과 디클로페낙 그리고 몇몇 처방전을 필요로 하는 작용 성분이 함유된 바르는 약이 플라세보보다는 낫다. 하지만 각각의 성분을 먹을 때와 바를 때 어느 쪽이 효과가 더 좋은지에 대해서는 이렇다 할 대답을 내놓지 않았다.

마찬가지로 국소용 이부프로펜이나 주사용 디클로페낙의 효과가 더 나은지를 알려 주는 연구 결과도 없다. 하지만 특정 디클로페낙 성분의 겔(에뮤겔Emugel) 효과가 제일 좋고 그다음이 디클로페낙 파스와 이부프로펜 겔이라는 사실은 증명되었다. 이는 분명 이부프로펜이나 디클로페낙이 지닌 친유성(기름과 친화성이 있는 성질)과 관련 있다. 기름기가 많은 피부에는 기름기가 많은 연고보다 수분기가 많은 겔이 훨씬 잘 스며든다. 겔의 장점은 이것만이 아니다. 수분 함유량이 많은 겔을 발랐을 때 피부를 시원하게 하는 효과도 있다.

관절 소모로 인한 무릎 통증에는?

이것이야말로 진짜 골칫거리다. 퇴행성 관절염은 관절 소모로 인한 통증이기에 쉬이 낫지 않는다. 자가 치료로 나을 가능성도 전혀 없다. '국민병'인 만큼 숙련된 정형외과의의 손에 맡겨야 한다.

그런데도 관절염을 앓는 많은 사람들이 약국에 와서 '무릎 혹은 고관절에 좋은 약'을 찾는다. 과학적으로 확증된 지식과 권고를 담은 진료 지침을 준수하여 환자를 진료하는 의사들은 환자들의 인정을 받지 못할 때가 많다. 환자들이 일상생활에서 관절염으로 겪는 불편에 비해 치료를 위해 시도해 볼 수 있는 선택지가 얼마 없기 때문이다. 진통제나 소염제, 코르티손^{Cortisone}(부신 겉질에서 분비되는 호르몬으로 항염증, 항알레르기 효과가 있어 류머티즘 관절염, 피부 질환 치료에 쓰인다) 같은 약을 쓰거나 때에 따라 히알루론산$^{Hyaluronic\ Acid}$ 주사와 물리 치료를 병행하거나 수술하는 방법 정도다. 이런 치료 방법과 더불어 강조되는 것은 '운동'과 '체중 감량'이다. 결코 우스갯소리가 아니다. 하지만 이 두 가지를 실천하기란 매우 어렵다.

이런 이유에서 관절염약 시장은 회색 지대(질병과 건강의 중간)가 되었다. 약의 효과가 정확하게 입증되지 않아 100퍼센트 확신을 갖고 권할 수가 없다. 하지만 환자가 관절에 좋으면 무엇이든 해야겠다고 마음먹었다면 의학 전문가들은 기준점을 조금 낮추어 약을 적용해 볼 만하다. 플라세보 효과라도 환자에게서 자연 치유력을 이끌어 낼 수 있다면 그것만으로도 충분하다.

관절염약들이 효과가 없다는 사실

명확하게 밝혀지지 않았지만 효과가 없다고 알려진 대표적인 관절염약은 관절 연골을 형성하는 성분인 콘드로이틴황산이다. 독일 정형외과의 및 정형외과 수술 협회에서 내놓은 무릎 관절염 진료 지침은 이 약에 증상 완화 효과가 있다고 발표한 논문들과 메타 분석이 서로 모순된 정보를 보여 준다고 말한다. 지금까지 콘드로이틴황산이 관절염 환자의 연골을 보호한다는 증거도 없었다고 한다.

지침에 따르면 흔히 관절 영양제라 불리는 글루코사민 ^{Glucosamine} 도 효과가 확실하게 입증되지 않았으며, 영양 보충제로 쓰이는 유황도 효과와 안정성에 대한 정보가 충분하지 않아 권장할 수 없다고 한다. 생강, 강황, 프랑스해안송 껍질 진액, 콩과 아보카도 추출물*, 아르니카 겔에 대해서도 명확한 입장을 밝힐 수 없다는 입장이다.

결국 관절염약으로 쓰이는 거의 모든 약에 대한 의사 협회의 입장은 한 가지로 요약된다. 바로 정확하게 아는 바가 하나도 없다는 것이다. 이러한 약을 다룬 소규모 연구 대부분을 확신할 수 없다는 입장이다. 깜짝 놀랄 만한 내용도 있다. 고관절과 무릎 관절염 환자 6만 명을 대상으로 연구한 결과, 아세트아미노펜은 관절염 통증 완화 효과가 없다는 것이다.

관절염에 식물성 약은 괜찮을까?

의사 협회 지침에는 관절염에 쓰이는 전형적인 생약 치료제인 악마의 발톱, 서양쐐기풀, 버드나무 껍질에 대한 언급은 없다. 하지만 건강이란 주제를 다룰 때 의사들의 지침만 따를 수는 없다. 혹 당신이 이런 치료제를 써 보고자 한다면, 다른 식물 성분 약을 쓸 때와 마찬가지로 표준화*된 용법과 정확한 용량을 지키는 것이 매우 중요하다.

악마의 발톱

매우 쓴맛이 난다. 나라면 차로 마시지 않을 것 같다. 허브의 교황이라 불리는 하인츠 실허[Heinz Schilcher]*는 이 약용 식물(약으로 쓰이거나 약의 재료가 되는 식물)이 급성보다는 관절과 관련된 만성적 문제에 도움이 된다고 했으며, 독일 약용 식물 평가 위원회인 E 위원회*는 근골격계 퇴행성 질환에 대한 부가 요법으로 사용하기에 알맞다고 밝혔다. 1일 권장 용량은 주요 성분인 하르파고사이드[Harpagoside] 기준으로 50~100mg이다. 이 기준에 맞춰 표준화된 양을 섭취하면 된다.

서양쐐기풀

맛이 좋아 차로 마시기에 더할 나위 없이 알맞다. 서양쐐기풀은 실허가 소염 작용에 중요하다고 분류한 칼륨염을 함유한 유일한 식물이다. 하지만 실허는 이 성분은 표준화된 완제의약품*으로 섭취할 것을 권한다. 차로 우릴 경우 잎을 적게 넣어야 한다. 정확한 용량을 섭취하려면 제품에 동봉된 복용법을 따라야 한다.

버드나무 껍질

소염 진통제계의 조상님이다. 이 약용 식물이 함유한 살리신Salicin에서 아스피린 성분인 아세틸살리실산이 유래했다. 살리신을 60~100mg 정도 섭취하려면 버드나무 껍질을 8~15g 정도 먹어야 한다. 나는 이 생약 또한 완제의약품으로 섭취하는 것이 낫다고 생각하기 때문에 차로 끓이는 법은 여기서 설명하지 않겠다. 권장법대로 20분을 우려내 차를 끓인다고 해도 함유된 모든 성분이 다 추출되지는 않는다.

식물성 약을 쓸 때 마지막으로 일러둘 한 가지는, 모든 불확실성에도 불구하고 자신의 운을 시험해 보고자 하는 사람이라면 두 주가량은 복용해야 한다는 것이다. 알약 진통제처럼 빠른 효과를 기대해서는 안 된다. 이 시도를 통해 진통제 복용량을 줄일 수 있다면 그것만으로도 당신은 성공을 거둔 셈이다.

관절염과 산·염기 평형

마지막으로 우리가 관절염을 논할 때 항상 함께 거론되는 주제를 짚고 가려 한다. 바로 신체 내 산·염기 평형에 관한 이야기다. 이는 우리가 채소를 너무 적게 먹고 고기를 너무 많이 먹으면 혈액이 과산성화될 수 있으며 그것이 관절에 좋지 않은 영향을 준다는 생각을 바탕으로 한다.

산·염기 평형은 예나 지금이나 이론이 분분하고 증명이 충분히 되지 않은 주제다. 의사들은 위에서 말한 이야기들에 회의적인 입장이다. 사실 원칙적으로도 헛소리에 가깝다. 당연한 말이지만 우리 몸은 일정한 혈액 산성도(pH 7.37~7.43)에 맞춰져 있다. 이 혈액 산성도는 우리가 먹는 음식과는 무관하다. 이 수치는 우리 몸이 생화학적으로 기능하는 데 매우 중요하기 때문에 음식 섭취에 따라 달라지지 않는다. 심각한 병에 걸리지 않는 한 어떤 경우에도 혈액은 과산성화되지 않는다.

하지만 이 기능이 제대로 굴러가기 위해서는 우리에게 어느 정도의 완충 물질이 필요하다. 염기가 체내에 풍부하다고 해도 우리 시스템이 일정 한계에 도달하면 관절과 조직 등 체내 응급용 저장고에서 염기성을 내는 화합물을 꺼내 오기 시작한다. 정상 범위 내에서 혈액 산성도가 (산성에 가까운) 아래쪽 경계에 근접할 때도 비슷한 상황이 벌어진다. 우리 몸은 산성도를 일정하게 유지해야 하기 때문이다. 체내 저장고에서 야금야금 빼내 쓰는 게 유익할 리 없다. 미네랄 성분들은 관절을 강하고 든든하게 지키는 원래의 목적에 맞게 쓰여야 한다.

그 외에도 계속해서 생겨나는 산이 혈액의 특정 단백질을 변화시키는 데 기여할 수도 있다. 이는 계란을 서서히 삶았을 때 일어나는 반응과 비슷하다. 열이나 산이 가해지면 단백질의 구조가 바뀌어 끈적끈적해지면서 원래 단백질이 하던 일을 더 이상 할 수 없게 된다. 그중에는 관절염이나 통증을 예방하는 일도 포함된다.

예나 지금이나 이런 이론이 낯설다는 것을 인정한다. 그래도 나는 산·염기 평형이 민간요법에서 시작돼 정통 의학에서도 확고하게 자리를 잡은 대표 사례가 될 가능성이 높다고 생각한다. 정골 요법Osteopathy이나 몸속 미생물, 그중에서도 장내 유익균이 우리의 건강에 매우 중요하다는 확신처럼 말이다.

물론 산·염기 평형에 대해 주의해야 할 점과 배워야 할 점은 많이 남아 있다. 그렇다고 이 주제를 다루는 일 자체가 해로울 것은 전혀 없다. 이미 관련 책들은 차고 넘친다.

5 ┊ 달마다
┊ 찾아오는
┊ 손님,
┊ 생리통

앞서 설명한 진통제가 생리통에도 같은 효과를 발휘하지만 그래도 친애하는 여성 독자들, 그중에서도 고생이 더 잦은 어린 소녀들을 위해 이번 장에서는 생리통을 자가 치료하는 데 중요한 점들을 짚어 보겠다.

생리통에는 어떤 약이 좋을까?

2015년 코크란 연합은 '생리통과 관련된 진통제'를 주제로 그 당시까지 발표된 연구 결과들을 분석했다. 분석을 통해 얻은 가장 중요한 결론은 비스테로이드성 소염제가 아세트아미노펜보다 더 효과적이란 사실이다. 그러면 그중에서 무엇을 먹어야 할까? 코크란 연합이 분석한 80건의 연구에서는 이 질문에 대한 답을 얻을 수 없었다. 하지만 한 가지 분명한 사실은 아스피린은 아니라는 점이다. 물론 월경이 피를 멈추게 해 치료해야 하는 상처는 아니지만 그래도 출혈을 촉진하는 아스피린은 적당하지 않다. 생리통은 몇 시간씩 지속되는 경우가 많다는 점에서 약효가 오래가는 나프록센이 좀더 알맞다.

경련을 진정시켜야 할 때는 부틸스코폴라민브롬화물Butylscopolamine Bromide을 쓰는 것도 고려할 수 있다. 부틸스코폴라민브롬화물은 과민 대장 증후군(과민성 대장 증후군)에 대표적으로 사용되는 진정제다. 단, 부정맥이나 근육 무력증 환자는 복용해서는 안 된다. 코크란 연합에서 생리통에 효과가 없다고 밝힌 아세트아미노펜과 함께 복용하는 것도 별 도움이 안 된다. 단독으로 쓰되, 때에 따라 나프록센이나 이부프로펜 정제를 추가하는 편이 낫다.

물론 매달 진통제를 먹을 필요가 없다면 훨씬 좋을 것이다. 나는 마그네슘 영양제를 시도해 볼 만하다고 생각한다. 비록 2012년 코크란 연합 보고서는 미네랄이 근육 경련을 예방한다는 주장에 "믿을 수 없다"고 답하긴 했지만, 아랫배 경련은 다른 부위와 다를 수도 있다. 개인적으로 매일 마그네슘 영양제를 먹은 이후 생리통이 거의 사라졌다고 말하는 여성들을 많이 보았기 때문이다. 어떤 사람들은 생리 기간에 마그네슘 영양제를 먹는 것만으로도 효력을 충분히 느낀다고 말한다.

또 무엇이 있을까?

식물성 생약도 있다. 경련을 완화하는 성분의 식물이 대표적이다. 허브의 교황 실허는 하루에 한 번 양지꽃차를 마실 것을 여러 번 권했다(잘게 썰어 말린 양지꽃 1티스푼을 끓인 물 150ml에 넣고 10분간 우려 마신다). 국화꽃과 서양톱풀 추출물을 희석한 물로 좌욕*을 하면서 차까지 곁들이면 환상의 궁합이다. 아랫배를 따뜻한 물에 담그는 것만으로도 생리통은 한결 나아진다. 국화차도 도움이 된다.

　덧붙여 식물성 생약을 시도할 때는 통증이 올 때까지 기다리지 말고 생리가 시작되기 하루 이틀 전에 시작한다. 약용 식물 요법 치료사들에 따르면 미리 자궁을 부드럽게 해 두어야 강하게 수축되었을 때 수월하게 이완될 수 있다고 한다.

　또한 식물의 힘으로 자신의 월경 주기에 긍정적인 영향을 주는 장기적인 계획도 세워 볼 수 있다. 달마다 새로운 방법을 시도하는 것이 아니라 근본적인 변화를 도모하는 것이다. 하지만 이를 위해선 인내심이 많이 필요하다.

대부분의 수단들이 몇 주가 지나서야, 심지어는 몇 달이 지나서야 효력을 발휘한다. 그래서 나는 어떤 치료법을 시도하기에 앞서 약용 식물에 관심이 있는 산부인과 의사와 상담부터 했다. 내가 해 본 시도들 중에는 서양순비기나무(이탈리아목형), 서양승마(검은승마), 성모초(알케밀라 불가리스), 서양톱풀, 양지꽃이 생리통 치료제로 고려해볼 만했다.

오메가-3 지방산을 먹는 것도 좋다. 이란에서 진행한 한 소규모 연구는 오메가-3 지방산이 이부프로펜 수요를 떨어뜨리는 데 도움이 된다고 밝혔다. 오메가-3는 통증 전달 물질인 프로스타글란딘의 체내 생산을 제어할 수 있다. 살이 통통한 생선이나 식품 보조제로 섭취할 수 있다.

따뜻한 물주머니를 안고 소파에 눕기는 익숙한 방법이기에 군이 길게 말하지 않겠다. 눕기만 해도 경련을 견디기가 한결 수월하다. 통증이 심할 때 속옷이나 티셔츠에 붙일 수 있는 '온(溫) 파스'는 누워 있을 수 없을 때 물주머니 대용으로 쓸 수 있다.

생리통, 대수로운 일이다

여자들은 어릴 때부터 생리통은 당연한 증상이라는 이야기를 듣고 자란다. 하지만 아니다. 생리한다고 무조건 아픈 것은 아니다. 생리 주기 내내 심한 통증을 느낀다면 심각하게 여겨야 한다. 한 여성이 20년간 고통을 참다가 가임 기간이 얼마 남지 않아서야 자신에게 자궁 내막증이 있음을 알게 되는 것은 비극이다. 자궁 내막증은 자궁 내막이 자궁 밖에서 자라는 악성 질병으로 자궁이 아닌 곳에서도 제 할 일을 똑같이 한다. 호르몬의 주기적 분비에 따라 내막을 형성하고 생리 주기가 찾아오면 출혈을 한다.

자궁 내막이 어디에 자리를 잡느냐에 따라 성관계나 배변을 할 때 끔찍한 통증을 유발할 뿐 아니라 생식 능력을 점점 약하게 만든다. 자궁 내막증이 있는 여성들은 일찍 진단을 받을수록 좋다. 치료를 받으면 통증이 사라지고 자녀 계획도 다시 가능해진다.

매달 생리통에 시달리고 있다면 여성들은 관련 사이트를 찾아서 자궁 내막증 테스트를 해 보기 바란다. 그리고 결과에 따라 병원을 가야 한다. 테스트가 의사의 진찰을 대체할 수 없으며, 내막증 외에도 염증, 근종, 낭종 등 생리통을 유발하는 다른 원인도 많다.

식물성 약은 순하다?

"순한 약 있나요?" 약국에서 자주 듣는 질문이다. 거의 대부분은 이 질문에 "네"라고 답한다. 화학 약품, 즉 실험실에서 밀리그램 단위로 정확하게 조합된 독특한 작용 성분을 대체할 만한 선택지는 언제나 있기 마련이다. 그중 하나가 식물성 약이다.

식물성 약은 원칙적으로 화학 약품과 작용 기전이 똑같다. 정해진 용량이 필요하고, 거기에 포함된 성분이 몸속 특정 수용체와 결합하여 상호작용하면서 특정 효과를 일으킨다. 보통 식물의 일부분(예를 들면 박하잎)이나 식물 추출물(예를 들면 발레리안 팅크*)이 쓰인다. 그 배경에는 약용 식물로도 병을 고칠 수 있다는 생각이 깔려 있다. 몇백 년 전만해도 약초가 유일한 약이지 않았던가.

그러나 '순 식물성'이 '순한 약'을 뜻한다는 생각은 착각이다. 항암제인 파클리탁셀^Paclitaxel은 주목 성분이고, 심장에 문제가 있을 때 흔히 쓰이는 강심배당체는 꽃이 예쁜 식물 디기탈리스 푸르푸레아^Digitalis purpurea 성분이다. 식물성 약이라고 부작용을 일으킬 가능성을 배제할 수는 없다.

Part 2.

감기에 관한 약 상식

6

목이
따끔따끔
하다면

해마다 잊지 않고 찾아오는 감기. 감기 증상은 크게 세 단계로 나뉜다. 먼저 목이 따끔거리며 불쾌감이 느껴지면 곧 감기가 시작된다는 것을 뜻한다. 여기서 다음 단계인 콧물과 기침으로 나아가면 기분이 조금 더 나빠진다. 이럴 때 무엇을 해야 나을 수 있을까? 이 장에서는 감기를 수월하게 이겨 낼 수 있는 방법을 소개한다.

아픈 목을 낫게 하는 방법

차 마시기

세이지차가 제일 좋다. 세이지에 함유된 에센셜 오일*은 소염 작용을 하며, 탄닌*은 염증이 생긴 점막 표면을 얇게 덮어서 저항력을 높인다. 이건 정말 대단한 일이다! 마른 기침이나 가래 섞인 기침을 하면 목 안의 점막이 닳고, 그 밑을 지나는 신경 섬유가 노출되어 점점 더 자극에 민감하게 반응한다. 민감한 점막 표면에는 또 다른 병원체가 침투하기 쉽다. 세이지차가 아니더라도 탄닌이 풍부한 녹차나 홍차를 마셔도 좋다.

사탕 빨기

당연히 세이지 사탕을 빨아 먹으면 효과가 좋다. 하지만 작용 성분이 전혀 없는 사탕(가당이든 무가당이든 상관없다)도 침을 끈적끈적하게 만들어 아픈 목을 편안하게 한다. 특히 사탕은 침으로 목이 축여지지 않아서 목구멍이 건조하게 느껴질 때 좋다. 걸쭉한 침이 자극된 목 안 점막에 더 잘 달라붙어 염증이 생긴 부위에 노출된 신경 섬유를 보호한다. 하지만 사탕은 10~30분 간격으로 먹어야 한다.

녹여 먹는 알약 복용하기

목 안의 불쾌한 기분이 그저 따끔거리는 정도를 넘어서 통증으로 느껴진다면 벤조카인^{Benzocaine}, 리도카인^{Lidocaine},

암브록솔^{Ambroxol} 등의 국소 마취제가 함유된 녹여 먹는 알약을 복용할 수 있다. 암브록솔은 오랫동안 진해제로만 쓰였으나 과민해진 신경의 활동성을 떨어뜨려 통증을 덜 느끼도록 만드는 효과도 있다.

사탕 빨기 대신 껌 씹기도 좋다. 껌을 씹으면 침이 많아져서 늘어난 수분으로 점막을 보호할 수 있다. 경미하지만 소염 효과가 있는 미네랄 소금 사탕도 좋다. 히알루론산 등의 점액 성분[＊]이 점막을 확실하게 덮는다. 하지만 입안이 끈적끈적해져서 누구나 좋아하는 방법은 아니다. 점막에 붙어 보호 작용을 하는 사포닌^{Saponin＊}을 많이 함유한 앵초 뿌리도 좋다.

국소 마취제의 장점은 통증만이 아니라 기침 발작도 잠재운다는 것이다. 단점은 입안이 답답해진다. 그보다 약효가 순한 대안으로는 멘톨 성분이 함유된 박하 사탕이다. 멘톨은 진통 효과가 있다. 그리고 내가 직접 사용해 본 글리세롤^{Glycerol} 성분이 함유된 스프레이도 인후통 증상을 완화시킨다. 글리세롤 성분은 흡습성이 강해 염증으로 부은 인두 점막에 뿌리면 수분을 빨아들인다. 나트륨 함량이 높은 이른바 하이퍼토닉^{Hypertonic}(고장성) 식염수 스프레이도 나트륨 농도를 희석하기 위해 부종의 수분을 빨아들인다. 원리 자체는 나쁘지 않지만 식염수로 코팅된 막이 그리 오래 유지되지 않을 수 있다.

솔직히 말해 나는 목 안에 스프레이를 뿌릴 때의 느낌을 싫어한다. 그래서 목이 아프면 그냥 이부프로펜을 먹는다. 이는 독일 일반 의학 및 가정 의학과 협회[DEGAM]에서 권장한 방법이기도 하다. 하지만 사람에 따라 진통제를 먹는 것을 과잉 치료로 볼 수도 있는데, 아픈 부위만 치료해야 한다면 딱히 알약을 삼킬 이유가 없지 않을까? 진통제에 비해 국소 마취제는 관련 정보가 턱없이 부족한 편이다. 그리고 이부프로펜에는 소염 성분이 있어 염증으로 생긴 일반 인후통에 더할 나위 없이 잘 맞는다.

다소 미심쩍은 방법

일부 빨아 먹는 인후통약에는 타이로트리신[Tyrothricin]과 같은 국소에 작용하는 항생제가 함유되어 있다. 국소 작용 항생제는 위산에 의해 파괴되기 때문에 오랫동안 이 약들은 면역력에 큰 문제를 일으키지 않는다고 알려졌다. 하지만 이 작용 성분이 정확히 어떤 결과를 내는지는 여전히 불분명하다. 인후통 원인의 90퍼센트가 바이러스 감염인데 항생제는 바이러스를 죽이는 데 아무런 도움을 주지 않는다. 디클로로벤질알코올[Dichlorobenzyl Alcohol]이나 클로르헥시딘[Chlorhexidine]과 같은 작용 성분이 목구멍의 병원균을 사전에 약하게 만들어 바이러스 증식을 막을 수는 있다. 하지만 항바이러스 효과는 없다. 세균에 관해서도 보면 이 성분들은 병원균만 때려눕히는 게 아니라 입속 유익한 균도 같이 죽인다. 우리 목구멍을 침입자들로부터 방어하는 임무를 맡은 바로 그 유익한 균들을 말이다.

왜 약국에서 젤리를 팔까?

약국에서 사탕과 젤리를 파는 이유는 무엇일까? 바로 사람의 건강에 간접적으로 기여하는 상품이나 수단도 의약외품에 해당하기 때문이다. 여기에는 입으로 빨아 먹는 모든 것이 포함된다.

나는 (나라마다 차이는 있겠지만) 약국 사탕의 원조가 많은 이들이 목 아플 때 특효약이라고 믿는 살미아키^{Salmiakki} 사탕이라고 추측한다. 살짝 신맛이 나는 살미아키 소금(염화암모늄)이 침과 닿으면 암모니아를 방출하여 소독 작용을 한다. 여기에는 감초 뿌리에서 추출된 성분도 섞여 있다.

하지만 언젠가부터 약국 진열대에는 살미아키 사탕뿐만 아니라 감초 위에 설탕을 두껍게 덧힌 사탕과 젤리도 놓이게 되었다. 슈퍼에서 파는 다양한 맛의 일반 사탕도 있다. 너무 빨리 녹는 포도당 사탕은 목 아픈 데 도움이 안 된다. 약국보다 훨씬 저렴한 가격으로 슈퍼마켓에서 무가당 사탕을 사는 것이 오히려 도움이 된다. 설탕을 덧입히지 않은 감초도 괜찮다.

그중에는 의약품인지 아닌지 구분하기 어려운 것도 있다. 대표적인 게 세이지 사탕이다. 마치 알약처럼 보여서 많은 이들이 약으로 오해한다. 약인지 아닌지 구분하기 어려울 때는 놓인 위치를 보면 된다. 약사가 책임지는 의약품은 계산대 뒤에 진열되어 있다.

7

감기에
걸렸다!

이건 감기일 '뿐'이다. 정말 흔한 질병이다. 그리고 쓸모없는 질병도 아니다. 해마다 두 차례씩 앓는 감기는 면역계를 강화하는 효과적인 훈련이다. 하지만 막상 감기에 걸리면 이런 말들은 전혀 위로가 되지 않는다. 감기에 걸릴 때마다 나는 이 단순한 것이 얼마나 사람의 기분을 나쁘게 만드는지 놀라곤 한다. 열이 전혀 문제가 되지 않을 때도 마찬가지다.

감기는 무조건 쉬어야 한다

당신의 몸이 바이러스와 싸울 기회를 주어야 한다. 건강했던 젊은이가 단순 감염을 무시했다가 그것이 심근염으로 발전하여 심장을 이식받아야만 하는 상황이 되었다는 안타까운 이야기를 들어 본 적 있을 것이다. 어린아이가 잘 걸리는 부비강염(코곁굴염)이나 중이염 합병증으로 전신 마비가 올 수도 있다. 이러한 후유증들은 세균이 원인일 때가 많다. 중복 감염이 일어난 것이다. 바이러스에 감염된 따뜻하고 축축한 점막층은 세균이 증식하기 좋은 환경이다. 감기와 고투를 벌이고 며칠이 지나 갑자기 열이 오르면 의사에게 가야 한다.

감기에는 약이 없다?

감기에 대해 우리 모두가 아는 한 가지는 감기 바이러스에는 약이 없다는 사실이다. 그럼에도 불구하고 우리는 낫기 위해 무엇이든 먹으려고 한다. 전문가들도 다를 바 없다. 감기약 그리포슈타드^{Grippostad}를 생산하는 제약사 슈타다가 전문가들을 대상으로 진행한 설문 조사에 따르면 약사, 보조 약사의 43퍼센트가 감기에 걸리면 증상 완화를 위해 약을 복용하는 것으로 나타났다. 그중 약사가 60퍼센트로 복용 비율이 가장 높았고, 보조 약사가 44퍼센트, 의사들은 3분의 1 정도였다. 이 수치는 의약품을 다루는 사람들도 감기약의 효과를 긍정적으로 평가한다는 사실을 알려준다.

설문 조사는 전문가들이 정확하게 어떤 약을 먹는지까지는 조사하지 않았다. 하지만 일반적으로 감기 증상에 해당하는 모든 약 성분을 조금씩 함유한 종합감기약을 먹거나 거기에 진통제와 비충혈제, 수면제 등을 추가로 먹는다. 하지만 이런 혼합 제제는 진통제 혼합 제제와 마찬가지로 논란의 여지가 있다. 무엇보다 부작용이 생겼을 때 어떤 약 성분이 원인인지 정확히 밝힐 수 없다.

개인적으로 종합감기약보다 국소에 작용하는 비강 스프레이가 낫다고 생각한다. 이부프로펜을 복용하고 비강 스프레이를 뿌리고 커피를 한 잔 마신다. 감기에서 중요한 것은 염증의 경과인데, 아세트아미노펜에는 지독한 감기에 도움이 되는 소염 성분이 없어 이부프로펜이나 아스피린 중 하나를 복용한다.

비강 스프레이를 겁내지 말자

콧물감기용 비강 스프레이를 며칠간 연속해서 뿌리면 코 점막이 망가지고 약품에 내성이 생길 위험이 있다. 이러한 위험은 모두 아는 사실이다. 덱스판테놀Dexpanthenol과 같은 점막 보호제를 추가한 스프레이도 그 위험을 크게 줄이지는 못한다. 그럼에도 불구하고 비강 스프레이는 감기를 수월하게 견디는 데 큰 도움이 된다. 사람이 편안하게 숨을 쉴 수 있게 해 주기 때문이다. 스프레이 성분은 점액을 쉽게 흐르게 하고 코 전체의 공기 흐름을 개선한다. 부비강염이나 중이염에 잘 걸리는 사람들에게 특히 유용하다.

하지만 많은 감기 환자들이 비강 스프레이라면 겁부터 먹기 때문에 부작용을 예방하며 적절하게 활용할 수 있는 팁 몇 가지를 소개한다.

방부제 없는 스프레이를 사용한다

똑똑한 가공 방식으로 화학 성분을 첨가하지 않은 제품이 최고다. 일부 비강 스프레이에는 방부제로 사용하는 염화벤잘코늄$^{Benzalkonium\ Chloride}$이 함유되어 있는데, 이 성분이 코점막에 문제를 일으킨다. 병원균이나 여타 세균이 외부에서 약품으로 들어갈 여지를 없애면서도 화학적 안정제를 첨가하지 않은 제품을 고르는 것이 좋다.

고농도 식염수 스프레이를 사용한다

가볍게 부어오른 코점막에는 식염수도 효과가 있다. 스프레이 용액에는 밀리미터당 점막이나 체액보다 더 많은 입자가 녹아 있다. 그래서 주변과 균형을 맞추기 위해 필사적으로 희석되려고 한다. 이 원리로 부어오른 코점막에 용액을 뿌리면 수분을 빨아들여 붓기를 뺀다.

2분의 1 용량만 사용한다

권장 용량의 절반만 사용한다. 비강 스프레이를 자주 사용하지 않는 사람은 그 정도만 써도 충분한 효과를 볼 때가 많다. 하지만 지속적으로 뿌리면 용량을 줄이는 효과는 사라진다.

사흘째부터 뿌리기 시작한다

대부분 감기가 시작되고 며칠이 지나야 코점막이 부어오른다. 그 전에는 콧물이 흘러도 숨 쉬는 게 가능하다. 콧물이 흐를 때는 비강 스프레이를 뿌리기보다 그냥 닦아내는 게 더 낫다.

하루 종일 뿌리지 않는다

사흘 동안 밤낮으로 스프레이를 뿌렸다면 그다음 날부터는 밤에만 사용한다.

한쪽 콧구멍에만 뿌린다

편안한 밤을 보내는 데는 콧구멍 한쪽만으로 충분하지 않은가? 날마다 한쪽씩 번갈아가며 뿌린다.

비강 스프레이의 효력이 지속되는 시간은 4시간부터

(예를 들면 트라마졸린^{Tramazoline}) 12시간까지(예를 들면 옥시메타졸린^{Oxymetazoline}) 다양하다. 독일 일반 의학 및 가정 의학과 협회는 가급적 적은 용량으로 방부제가 없는 제품을 사용하되 열흘 이상 뿌리지 말 것을 권장한다.

낫지 않는 콧물: 감기인가 알레르기인가

내가 남편을 처음 만나고 채 몇 주가 되지 않았을 때 그가 코를 훌쩍이며 내게 말했다. "나는 20년 전부터 감기에 걸려 있어." 처음에는 농담인 줄 알았다. 하지만 그 말은 진짜였다. 그는 줄곧 코가 막히고 감기에 걸린 기분을 자주 느꼈다.

그 뒤로 10년 넘게 지속되던 남편의 감기가 어느 날 갑자기 나았다. 무슨 일이 일어난 것일까? 그 무렵, 우리 딸이 여러 차례 폐렴을 앓은 뒤 알레르기성 천식을 진단받았다. 나는 놀라지 않을 수 없었다. 지금까지 우리 가족에게 알레르기가 문제된 적은 한 번도 없었다. 딸은 침대 매트리스에 많이 사는 집먼지 진드기에 알레르기 반응을 보였다. 우리는 집 안 모든 침대를 진드기 차단 침구로 덮었다. 그러자 딸뿐 아니라 남편에게도 변화가 생겼다. 어느 날 아침에 일어나니 막힌 코가 뚫린 것이다.

나는 알레르기 유발 물질이 공기 중에 많이 떠다니는

10월에 갑자기 콧물이 계속 흐르는 사람에게는 알레르기 검사를 받아 보라고 권한다. 바이러스 감염에 따른 전형적인 흐름인 인후통에서 콧물, 코막힘, 기침으로 증상이 달라지는 대신 콧물만 계속 나오는 사람이라면 더욱더 검사를 권한다.

감기 치료에 써 봄 직한 식물성 항생제

감염이 된 후 조금 나아진 듯하다가 다시 나빠질 때가 있다. 항생제가 필요하지 않다고 판단될 때, 증상을 완화하기 위해 해 볼 수 있는 방법에는 무엇이 있을까?

그런 경우 비장의 카드로 식물성 항생제가 있다. 항생제 개념은 세균이 신진대사를 하는 확실한 원칙에 개입하여 그것을 파괴하는 것이다. 하지만 식물성 약은 작용 방식이 다르다. 혼합된 여러 약용 식물 성분이 동시에 다양한 층위에서 세균을 공격한다.

프라이부르크대학교의 한 연구에서는 서양고추냉이(겨자무)와 한련화에서 추출한 오일이 다양한 감염원을 억제한다는 것을 발견했다. 그중에는 수많은 항생제에 이미 내성이 생긴 문제적 병원균과 항생제가 처리하지 못하는 바이러스와 곰팡이가 있었다.

무엇보다 식물성 항생제는 방광염과 호흡기 감염에 자

주 쓰인다(둘 다 항생제가 없으면 거의 치료할 수 없는 질병이
다). 독일에서는 의사가 서양고추냉이와 한련화로 식물성
항생제를 만들어 처방할 수 있다.

깨 알 처 럼 적 힌 주 의 사 항

"위험과 부작용에 대해서는 의사나 약사에게 문의하기 바랍니다."

텔레비전 광고 말미에 비싼 광고 시간을 아끼기 위해 빠르게 지나가는 이 문구는 사실 어느 누구에게도 도움이 되지 않는다. 그럼에도 제약사들이 이 문구를 광고에 덧붙이는 이유는 굳이 물어보지 않아도 알 것이다. 의약품 광고는 착각을 일으킬 만한 여지를 남겨서는 안 된다. 이 문구는 커다란 본질을 드러내는 작은 부분일 뿐이다. 신문이나 잡지 등의 인쇄 광고, 약이 담긴 상자나 봉투에도 성분, 효능, 주의 사항 등에 관한 안내가 깨알 같은 글씨로 빼곡히 적혀 있다.

의약품은 부작용이 발생할 수 있는 특수 상품이다. 아무런 작용을 하지 않을 위험도 감수해야 한다. 그래서 적어도 의약품에 어떤 위험과 부작용이 있고, 그에 대한 더 많은 정보를 어디서 얻을 수 있는지 확실히 알리는 것을 전제로 광고할 수 있다.

약을 사기 전에 이 약이 당신에게 정말 필요한지 한 번 더 물어보자. 그리고 아스피린부터 식물성 생약까지 부작용 없는 약은 없다는 사실을 항상 기억하자. 약사들에게 전해 내려오는 오래된 진리다. 세상에 오로지 유익만을 가져다주는 햇살 같은 약은 없다.

어린아이는 작은 어른이 아니다!

"만 6세 이상의 어린이와 성인에게 사용." 약국에서 구입한 일반의약품 겉면이나 사용 설명서에 흔히 명시된 주의 사항이다.

어린아이를 둔 부모라면 새벽 2시에 약 선반 앞을 서성이며 가슴이 터질 듯 기침하는 아이에게 몇 달 전 자신이 먹은 기침약을 먹여도 될지 고민해 본 경험이 있을 것이다. 이때 아이가 갓 두 돌을 넘겼다면 당연히 먹여서는 안 된다. 해당 연령에 대한 사용이 승인되지 않은 약을 복용할 경우, 초과 사용으로 간주하여 제약사는 책임을 지지 않는다. 그 약을 복용한 어린아이의 몸에 정확히 어떤 일이 일어날지를 연구한 바가 없기 때문이다.

이 부분에 대해 정확하게 말할 수 있는 것은 단 두 가지다. 어린아이는 작은 어른이 아니다. 그리고 학교에 다니는 아이는 유아가 아니다. 어린아이의 간과 신장은 아직 성인처럼 작동하지 않고, 체내 근육과 지방 대 수분의 비율도 다르다. 약물이 체내에 확산되는 방식이 전혀 다르므로 단순하게 체중에 따라 복용량을 계산해서는 안 된다.

동봉된 사용 설명서를 확실하게 읽고 몇 살부터 사용하는 약품인지와 정확한 용량을 파악하자. 그리고 약물 치료는 되도록 경험 있는 소아청소년과 의사의 손에 맡기자. 이는 기본 중에 기본이다.

8

코가 꽉,
코감기

나는 코감기 치료에서 증기 들이마시기 효과가 너무 과소
평가되었다고 생각한다. 증기 들이마시기에 필요한 것은
팔팔 끓인 물, 그리고 수증기가 새어 나가지 않게 막아 줄
수건 한 장뿐이다. 그 두 가지를 준비하고 숨을 깊이 들이
마시기만 하면 된다. 수증기는 바이러스를 박멸하지 않지
만 혹사당한 점막을 촉촉하게 하고 혈액 순환을 촉진한다.
그 결과 분비물을 한결 수월하게 내보낼 수 있다. 그리고
무엇보다 점막이 촉촉하게 젖어 있을 때 면역계가 최상으
로 작동한다.

코감기에는 증기 들이마시기

방법은 간단하다. 끓인 물이 담긴 볼이나 냄비 위에 얼굴을 들이대고 10분 동안 숨을 코로 들이마시고 입으로 내뱉는다. 이때 증기가 빠져나가지 않도록 머리에 수건을 덮는 게 좋다. 온전히 10분 동안 호흡에만 집중하는 일은 지루할 수 있다. 하지만 증기를 들이마시면서 짧은 명상을 하면 몸에 좋다.

뜨거운 물과 에센셜 오일

주변에서 쉽게 찾을 수 있는 유칼립투스(글로블루스유카리), 박하, 솔잎 등의 오일에는 항생과 거담 작용을 하는 천연 성분이 함유되어 있다. 뜨거운 물에 넣어 사용하면 훨씬 효과가 좋다. 다만 이런 성분이 눈을 자극할 수 있으므로 증기를 들이마실 때는 눈을 감거나 증기가 입과 코로만 들어가도록 특수 제작된 플라스틱 흡입기를 사용한다.

끓인 소금물

물 1L에 소금 9g을 넣고 팔팔 끓인 뒤 그 증기를 들이마신다. 여기에 소금이 하는 작용은 없다. 물리 법칙에 따라 소금은 냄비에 그대로 남아 있고 단지 수증기만 들이마시게 된다. 네뷸라이저(전기로 작동하는 흡입기)를 사용하면 소금이 제 역할을 한다. 또한 네뷸라이저는 냄비보다 훨씬 미세한 물방울을 만들어 들이마셨을 때 기관지에까지 미친다. 하지만 코감기에는 냄비에서 끓인 증기만으로 충분하다. 네뷸라이저는 낭포성 섬유종 등의 만성 폐 질환이나 기관지염을 앓는 환자들을 위한 것이다. 감기에 걸린 뒤 기관지에 가래가 끼는 느낌이 지속된다면 네뷸라이저로 규칙적으로 증기를 흡입하는 것이 도움이 된다.

국화차

개인적으로 국화 향이 나는 수증기를 좋아한다. 편의상 커다란 볼에 국화차 티백 두 개를 우려내 그 증기를 들이마신다. 하지만 좋은 것으로 따지면 병에 담긴 국화 추출물이 최고다. 국화 함유 성분이 더 풍부하게 들어 있다.

증기 들이마시기가 조금 더 효과가 있으려면 흡입 전에 비강 스프레이를 한 번 뿌리면 좋다. 증기로 점막의 혈액 순환이 촉진되어 초반에는 호흡이 힘든데, 비강 스프레이를 뿌리면 한결 편해진다.

증기 들이마시기를 하면 몇 시간 동안은 코가 뻥 뚫려 있어 상쾌한 기분을 느낄 수 있다. 기분만 좋은 게 아니라 감기의 다른 합병증을 예방하는 데 도움이 된다. 부비강염 등 비슷한 감기 합병증에 잘 걸리는 사람에게는 주기적으로 증기 들이마시기를 권한다.

부비강염: 코가 막히고 머리가 어질어질

부비강염은 악질이다. 그리고 매우 잘 번진다. 일단 부비강 점막에 염증이 생기면 그다음 어떻게 될지는 훤히 보인다. 수많은 불편, 혹은 증상이 수반된다. 분비물이 많이 나오고 점막은 부어오른다. 둘 다 호흡을 방해한다. 며칠 안에 두통이 이어지는데 머리를 숙이거나 코를 풀거나 화장실에서 힘을 주면 부비강의 압력이 높아지면서 통증이 점점 더 심해진다. 볼이나 이마를 톡톡 치면 아프다. 윗잇몸에 치통이 생기는 경우도 종종 있다.

부비강염의 유일한 장점은 약용 식물 요법*으로 너끈히 치료할 수 있다는 점이다. 부비강염에 효과가 있는 성분을 함유한 약용 식물은 한 아름이 넘는다. 그중 몇 가지만 예로 들면 앵초꽃, 접골목(넓은잎딱총나무)꽃, 겐티아나 뿌리는 찐득한 점액을 삭이고, 박하 오일이나 멘톨은 코점막의 붓기를 뺀다. 국화, 소리쟁이, 아프리카제라늄의 뿌리는 소염 작용을 한다. 아프리카제라늄의 뿌리는 추가적으로 항바이러스와 항생 작용을 한다. 국화 오일, 앵초꽃 등도 같은 작용을 한다.

약용 식물 혹은 식물성 약을 적절히 혼합하여 사용하면 다양한 성분으로 부비강염에서 비롯된 불편을 해소할 수 있다. 시중에는 이미 오래전부터 다양한 혼합 제제가 완제의약품으로 출시돼 있으며 부비강염에 잘 걸리는 사람들 대부분이 이미 해당 약품들에 대해 잘 알고 있다. 그리고 선호도에 따라 '게로미르톨Gelomyrtol', '시누프렛Sinupret', '솔레둠Soledum' 파로 나눠질지도 모른다. 세 가지 약 모두 기관지에도 뛰어난 효능이 입증되었다. 들러붙은 가래를 녹이고 염증을 억제하는 작용을 한다.

게로미르톨(미르톨)

연질 캡슐로 포장된 게로미르톨에는 휘발성을 띤 유칼립투스 오일, 오렌지 오일, 미르톨 오일, 레몬 오일이 혼합돼 있다. 레몬 오일, 시네올 및 알파 피넨 등의 에센셜 오일에 함유된 개별 요소를 표준화한 것이 주성분이다. 에센셜 오일이 혈액을 통해 부비강으로 전달되어 가래를 삭이고 점막의 붓기를 빼고 소염과 항생 작용을 한다.

연구를 통해 효능이 입증되었고, 나 역시 이 약의 효과를 경험했다. 다만, 나는 게로미르톨은 반드시 찬물과 함께 복용할 것을 권한다. 그렇지 않으면 입안에서 하루 종일 에센셜 오일 맛이 날 수도 있다.

어떤 사람들에게 이 약은 위장 장애를 일으킬 수 있고 드물지만 알레르기 반응을 일으킬 수도 있다. 신장 결석이나 담석을 움직이게 만들 수도 있다. 민감한 사람은 함량이 낮은 제품(미르톨이 300mg 함유된 게로미르톨 포르테 대신

120mg짜리)을 복용해야 한다. 혹은 게르미르톨 포르테 캡슐 두 개를 뜯어서 내용물을 뜨거운 물에 희석한 다음 증기 들이마시기를 해도 좋다.

시누프렛

이 약은 사탕, 주스, 시럽의 형태로 판매된다. 여기에는 앵초꽃, 겐티아나 뿌리, 접골목꽃 , 소리쟁이, 서양순비기나무 등의 추출물이 포함돼 있다. 완전히 새로운 약물의 세계인 셈이다. 주요 효능은 소염과 면역 증강으로 게로미르톨과 전혀 다르다. 그래서 사실상 선호도에 따라 '시누프렛파'와 '게로미르톨파'를 나누는 것이 무의미하다. 실허가 권한 대로 두 약을 동시에 쓰는 치료가 이상적이다. 서로의 작용 기제를 보완하기 때문이다. 두 약을 하루 한 번씩, 또는 하루 간격으로 교차 복용하면 된다.

시누프렛을 복용할 때 알아야 할 것은 제품 형태에 따라 함량이 크게 다르다는 점이다. 시누프렛 추출물은 시누프렛 포르테보다 성분 함량이 4배나 많다. '포르테'를 복용했는데 큰 효과가 없다면 '추출물'로 한 번 더 시도해 봐도 좋다. 단, 당신이 평소 코피가 잘 난다면 예외다. 고함량 제제의 부작용으로 코피가 날 수 있다.

솔레둠

솔레둠의 주성분은 시네올이다. 시네올은 유칼립투스 오일에 압도적으로 많이 함유된 성분으로 항생, 소염 작용을 하며 혈액 순환을 돕고 곰팡이를 억제한다. 이 약은 캡슐로 복용할 수도 있고 연고 제형을 바를 수도 있다. 게로미르톨과 마찬가지로 캡슐 두 개를 뜯어서 물에 희석한 다음 증기 들이마시기를 해도 좋다.

부작용은 게로미르톨과 비슷하다. 다른 면에서도 두 약은 유사점이 많다. 솔레둠 역시 시누프렛과 함께 복용하는 것이 합리적이다. 솔레둠을 게로미르톨과 함께 복용하면 같은 효과가 두 배가 될 뿐이다.

또한 시네올은 간 효소를 촉진하므로 다른 약 성분이 원하는 것보다 빨리 분해될 수 있다. 다른 약의 효능이 약화되거나 지속 시간이 짧아지는 것이다. 캡슐로 복용할 경우 이 점을 유념해야 한다.

부비강염이 심할 때는 어떻게 해야 할까?

비강 스프레이를 사용해 코점막의 붓기를 가라앉히는 것이 매우 중요하다. 스프레이를 쓰면 분비물도 쉽게 배출되고 호흡도 수월해진다.

마찬가지로 증기 들이마시기도 효과가 크다. 나는 부비강염에는 그냥 국화차를 우려내 증기를 들이마실 뿐 다른 것은 흡입하지 않는다. 소염 작용을 하는 성분을 좀더 고용량으로 흡입하고 싶다면 국화 추출물을 쓰는 것이 좋다. 혹은 앞서 말했듯이 게로미르톨이나 솔레둠 캡슐을 뜯어서 물에 희석한 후 그 증기를 들이마실 수도 있다.

하루에 한 번 콧속을 세척하는 것도 좋다. 이때 수돗물을 사용하면 말도 못하게 따갑다. 수돗물은 체액보다 농도가 낮기 때문이다. 집에 작은 저울이 있다면 물 1L에 소금 9g을 녹인 후 그 물을 사용한다. 저울로 계량하지 않고 자칫 많은 양의 소금을 물에 녹여 코를 헹궜다간 불쾌함을 경험하게 될 것이다.

9

감기의
마지막 단계
'기침'

인후통, 콧물, 기침은 감기의 3대 증상이며 대부분 이 순서 대로 증상이 진행된다. 지속되는 기간은 증상마다 다르며 그중 기침이 가장 오랫동안 사라지지 않는다. 심지어 3주 넘게 지속될 때도 있다! 그래서 나는 기침을 감기와 별도 로 한 번 더 다룰 생각이다.

기침은 치료도 쉽지 않다

두 가지 이유에서다. 첫 번째는, 기침의 종류가 다르기 때문이다. 초기에는 발작성 기침으로 시작되어 하루 이틀 지속되다가 걸걸하게 가래가 끼는 생산적 기침으로 바뀐다. 그리고 결국에는 다시 건식 발작성 기침이 나타나 몇 주씩 밤잠을 설치게 만든다. 기침의 종류가 달라서 상비한 기침약이 안 맞을 수 있다. 생산적 기침은 가래를 뱉어 내는 것이 나아서 진해제를 쓰는 것이 맞지 않다. 반대로 마른기침에는 거담제가 소용이 없다.

두 번째 이유는 기침 치료가 20년 전에 비해 별반 나아지지 않았기 때문이다. 최근에는 진해제를 너무 무분별하게 사용한다. 그리고 몇 년 전부터 사람들은 오래가는 기침에 거의 암브록솔이나 아세틸시스테인^{Acetylcysteine}과 같은 거담제를 쓰기 시작했다. 끈적끈적한 점액이 보이면 으레 그것을 작은 분자로 쪼갤 수 있는 약품(아세틸시스테인)이나 점액이 만들어지지 않도록 사전에 손을 쓰는 약품(암브록솔)으로 치료한다. 하지만 그런 약들을 쓴다고 해서 삶의 질이 개선되고 병의 경과가 크게 호전되는지는 여전히 불분명하다.

오늘날 사람들이 거담제를 사용하는 빈도에 비해 그 화학 합성물의 효능에 대한 정보는 놀랍도록 빈약하다. 일련의 연구 결과는 그 약이 플라세보 효과 혹은 수분을 충분히 섭취하라는 일반적인 조언을 따르는 것보다 나을 것이 전혀 없다고 말한다. 독일 일반 의학 및 가정 의학과 협회의 진료 지침도 "감염에 의한 급성 기침을 거담제로 치료해서는 안 된다"고 명시한다.

식물성 기침약은 관련 정보가 '비체계적'이다

기침약으로 쓰이는 전통 식물성 약*은 효능에 대한 증거
(과학적 연구로 입증된 자료)가 빈약하다. 이 점에서 우리는
식물성 약의 근본적 문제를 찾을 수 있다. 바로 각각의 약
에 아주 많은 식물 성분이 뒤섞여 작용한다는 점이다.

예를 들면 서양담장나무(담쟁이덩굴)는 그것을 물에 녹
이느냐 알코올에 녹이느냐에 따라 성분이 달라진다. 용액
의 온도도 큰 변수다. 또한 서양담장나무가 어디서 경작되
었는지, 얼마나 오랫동안 햇빛을 받았는지, 수확 후 어떻게
보관되었는지 등에 따라서도 식물 성분은 달라질 수 있다.
그래서 제약사들은 표준화된 추출물을 제조한다. 여러 성
분의 혼합물 중 특별히 중요한 단일 성분이 무엇인지 파악
하여, 그 성분이 일정 중량마다 최소량 이상 포함되었는지
를 점검한다. 이는 곧, 어떤 식물의 효능에 관한 몇 안 되는
증거들의 대다수가 특수 제제나 이런 식으로 표준화된 추
출물에 한정된 자료임을 의미한다.

이런 연구들은 또한 독립 기관이 아니라 제약 회사에
의해 수행될 때가 많다. 여기에서 다음 문제가 발생한다.
연구 대상자가 회사 직원인 경우가 많다면, 약의 효능을 긍

정적으로 평가하는 경향이 강해질 수 있다. 혹은 반박할 수 없는 자료를 추출하기 위해 연구 설계 자체가 필요한 수준에 부합하지 않을 수도 있다. 피실험자가 실험이 무엇을 증명하려고 하는지 사전에 인지한 상태로 참가하는 경우가 많고, 플라세보를 받은 대조군을 아예 두지 않고 실험을 진행한다. 제약 회사의 지원을 받은 연구는 일반적인 수준에서는 비판적 관점을 보이지만 체계적 논문의 기준을 충족시키지 못할 때가 많다.

지금까지 나온 약용 식물에 관한 연구 결과들은 기대 이하이다. 하지만 효능을 입증할 만한 증거가 부족하다는 이유만으로 식물성 약이 효능이 없다고 말할 수는 없다. E 위원회는 많은 약용 식물들을 긍정적으로 평가하고 있으며 기침과 관련해서도 예외는 아니다. 한편 경험을 무시할 수도 없다. 백리향과 서양담장나무, 유칼립투스를 기침약으로 애용하는 사람들이 많다. 이런 약들은 몇백 년 전부터 사람들을 괴롭히는 기침을 치료하는 데 쓰였다.

개인적으로 기침이 날 때는 식물성 약을 시도해 볼 만하다고 생각한다. 식물성 약을 대체할 만한 확실한 효능이 입증된 화학 합성물은 아예 존재하지 않는다. 무엇보다 '약용 식물'은, 가래를 삭이고 잠재우는 동시에 항바이러스 혹은 소염 작용도 한다. 그리고 많은 약용 식물들이 자극을 받은 점막 위를 덮은 점액소에 작용하고, 일부는 물리적 효과도 낸다.

식물성 약을 시도해 보고 싶다면

식물성 약을 시도해 보고자 하는 사람에게는 선택의 여지가 많다. 꼭 번거롭게 차를 끓일 필요도 없다. 다음에 언급하는 모든 약은 완제의약품으로도 출시되어 있다.

서양담장나무

서양담장나뭇잎에는 거담 작용을 하는 성분인 트리테르페노이드 사포닌Triterpenoid Saponin이 함유되어 있다. 이 성분이 기관지의 베타 수용체와 결합하여 기관지 근육의 이완을 돕는다. 서양담장나무는 기관지 세포에서 더 많은 표면 활성 물질을 생산하도록 자극해 묽어진 점액이 기침을 통해 배출되기 쉽도록 만든다. 동시에 기침 발작을 완화한다. 1일 권장 용량이 정해져 있으므로 반드시 완제의약품으로만 섭취해야 한다.

접시꽃(마시멜로)

접시꽃 뿌리와 잎은 최대 15퍼센트가 점액으로 구성되어 있다. 접시꽃의 점액이 기침으로 망가진 점막 위에 보호막처럼 덧입혀지면 기침 발작이 줄어든다. 접시꽃 뿌리에는 펙틴과 녹말이 다량 함유되어 있어 끓는 물에 녹이면 아주 끈끈한 점액이 생긴다. 이 점액 성분은 찬물에도 잘 녹으므로 차게 마시는 편이 훨씬 낫다.

접시꽃은 머윗잎의 대체제로 여겨진다. 머윗잎은 점액 성분을 다량 함유하고 있지만 간에 해로울 수 있는 피롤리지딘 알칼로이드$^{Pyrrolizidine\ Alkaloid}$가 들어 있어 다량으로 섭취하면 오히려 해가 될 수 있다.

유칼립투스

유칼립투스의 잎은 에센셜 오일을 최대 3.5퍼센트 함유한다. 시네올의 4분의 3가량에 해당하는 양이다. 거기에 탄닌과 플라보노이드^{Flavonoid}*가 들어 있다.

유칼립투스는 무엇보다 혈액 순환을 촉진하는 작용을 통해 가래를 삭이는 데 도움을 준다. 더불어 호흡 상피를 자극하여 점액과 이물질을 배출하게 한다. 유칼립투스 오일은 잎보다 훨씬 더 강력한 효과를 발휘한다. 그래서 하루에 몇 번씩 오일 2~3방울을 복용하는 것이 차로 끓여 마시는 것보다 낫다.

단, 유아나 아동에게는 에센셜 오일을 쓰지 않는 것이 좋다. 후두 경련을 일으키거나 질식할 수 있기 때문이다. 그리고 제발 먹는 에센셜 오일은 반드시 약국에서 구입하자. 향을 내는 오일이나 피부에 바르는 에센셜 오일은 약용 식물에서 추출하지 않아 주요 성분 함량을 확인할 수 없다. 무엇보다 복용하면 해로운 성분이 들어 있을 수도 있다.

펜넬(회향)

펜넬 열매는 에센셜 오일을 최소 4퍼센트 이상 함유한다. 펜넬은 위와 장에 작용할 뿐 아니라 호흡기 경련을 완화하고 가래를 삭이는 효과가 있다.

펜넬차는 대부분 사람들의 기호에 잘 맞아 아이들도 잘 마신다. 호흡기 질환에는 효능이 좀더 강한 펜넬 오일을 하루에 한두 방울씩 여러 번 섭취하거나 달짝지근한 펜넬 꿀 시럽을 복용해도 좋다.

앵초 뿌리

가래를 삭이는 작용을 하는 사포닌이 들어 있어 서양 담장나무와 비슷하게 여겨진다. 차로 마실 때는 말려서 잘게 썰거나 굵게 간 앵초 뿌리 4분의 1티스푼을 물 150ml에 넣고 끓여서 5분간 우려낸 다음 거른다. 2~3시간에 한 잔씩 마신다. 꿀을 넣으면 맛이 더 좋다.

창질경이

육상 식물의 모든 구성 요소를 갖추고 있으며 당과 결합한 배당체인 이리도이드 글리코시드^{Iridoid Glycoside}와 점액, 탄닌을 함유하고 있다. 창질경이는 접시꽃처럼 항균과 자극 완화 작용을 하며 수렴제나 소염제와 같은 효과를 낸다. 단, 말린 잎이 갈변하면 항균 효과는 사라진다. 갈변은 이리도이드가 효과를 억제하는 큰 분자들과 결합했다는 증거다. 말린 풀을 너무 습한 곳에 보관하면 이런 일이 생긴다. 차로 마실 때는 말려서 잘게 썬 창질경이 2티스푼에 끓는 물 150ml를 붓고 10~15분간 우려낸 다음 거른다. 하루에 3~4회 한 잔씩 마신다.

백리향

에센셜 오일과 더불어 항바이러스 작용을 하는 꿀풀탄닌Lamiaceen Tannin이 함유되어 있다. 백리향은 기관지의 경련을 완화하고 가래를 삭이며 통증과 염증을 완화하고 세균의 증식을 억제하는 작용을 한다. 백리향 오일의 주요 성분인 티몰Thymol은 에센셜 오일의 구성 요소 중에서도 항바이러스와 항균 효과가 가장 강하다.

차로 마실 때는 말려서 잘게 썬 백리향 2스푼에 끓는 물 150ml를 붓고 5분간 우려낸 다음 거른다. 하루에 여러 번 한 잔씩 마신다.

그 외에도 많은 사람들이 보리수잎이나 계피 등의 약용 식물을 기침차에 섞어 섭취하곤 한다. 그러면 다양한 효과를 볼 수 있기 때문이다. 혀의 만족을 위해 '단맛'을 더하는 것도 나쁘지 않다. 단맛은 기관지에서 생성되는 분비물을 늘리는 데도 도움이 된다. 기침 사탕만을 말하는 게 아니다. 기침차도 약간 달게 해서 마시는 편이 좋다.

화학 의약품 '진해제'

진해제는 기침을 어떻게 멈출까? 덱스트로메토르판 Dextromethorphan 혹은 펜톡시베린Pentoxyverine과 같은 성분은 뇌에 작용하여 기침을 일으키는 신경의 자극을 둔화시킨다. 주스, 시럽, 녹여 먹는 알약 등의 제형이 있다. 하지만 기침 둔화가 임상에서 실제로 어떤 결과를 낳는지를 두고 논란이 분분하다. 독일 일반 의학 및 가정 의학과 협회와 독일 기도학과 협회DGP의 진료 지침 작성자들은 진해제의 효력이 충분히 입증되지 않았다고 본다. 그래서 그들은 이런 약품들을, 예를 들면 기침으로 며칠 밤을 꼴딱 새웠을 때에만 예외적으로 사용할 것을 권한다.

이런 상황에 대비해 나도 집에 녹여 먹는 알약을 기침약으로 갖고 있다. 여러 가지 중 단연 효과가 큰 제형이다. 입안에서 녹여 먹으면 침이 찐득찐득해지며 훤히 노출되었던 점막 아래 신경을 잘 감싸 준다(55쪽 참조). 이러한 보호 효과는 미네랄 소금 사탕이나 히알루론산과 앵초 뿌리 등에서도 얻을 수 있다. 미국의 진료 지침은 그런 목적이라면 그냥 꿀을 먹으라고 권한다. 하지만 밤에 꿀을 먹으면 당연히 치아 건강에 좋지 않다. 그래서 나는 기본적으로는 무가당을 선호한다. 하지만 언제나 선택은 상황에 맞춰 해야 하는 법이다. 기침 때문에 한숨도 못 자서 괴로운 밤에 적당한 약이 없다면 나 또한 꿀 병에 숟가락을 집어넣을 것이다. 그리고 건조한 공기가 기침 발작을 악화시키지 않도록 방에 젖은 수건을 걸겠다.

기침이 사라지지 않는다면?

감기 끝에 남은 기침이 쉽사리 사그라지지 않는 것은 정말 짜증 나는 일이다. 얼마나 오랫동안 그냥 두고 봐야 할까? 기침을 계속 하는 이유는 무엇일까?

처음으로 거슬러 가 보자. 미코플라스마^{Mycoplasma}나 아데노바이러스^{Adenovirus} 등 감기를 일으키는 병원균 때문에 아주 오랫동안 기침이 지속될 수 있다. 그렇게 시작된 감기로 두 달 넘게 기침을 하는 일도 흔하다. 나는 의사들이 만성 기침이라고 부르는, 8주 이상 지속되는 기침의 근거가 이런 병원균에 있다고 짐작한다. 기침이 오래 지속되면 반드시 의사에게 가야 한다. 절대 주먹구구식으로 해결하려 들어서는 안 된다. 기침으로 생활이 불편해진 지 3주가 넘었다면 병원 예약을 서둘러야 한다. 의사 처방이 필요한 기침약 중에 환자에게 도움이 될 만한 것들이 많다.

오래가는 기침 뒤에는 흡연으로 인한 만성 기관지염이 버티고 있기 십상이다. 하지만 아주 심각한 병이 원인일 때도 있다. 폐렴이나 결핵, 최악의 경우에는 암일 수도 있다. 지난 몇 년간 헐떡거리는 기침을 일으키는 범인으로 백일해가 지목되는 경우가 많아졌다. 성인은 백일해에 걸려도 숨이 막힐 정도는 아니지만 기침을 아주 오래 한다. 백일해는 단순 바이러스 감염과 증상이 비슷해도 수 주가 지나도록 기침이 지속된다. 환자의 평균 연령이 1995년 15세에서 2008년 40세로 치솟은 까닭에 더 이상 백일해를 아동 질환이라고 부를 수 없게 되었다. 백일해를 어릴 때 앓은 적이 있어도 또 걸릴 수 있다. 예방 주사로 보호되는 기간도 10년 안팎에 불과하다. 어린아이와 함께하는 일을 한다면 항체를 유지하는 것이 매우 중요하다. 돌 전 아이는 백일해를 옮을 가능성이 매우 높은데다가 감염이 되면 생명을 위협받을 수도 있기 때문이다.

간혹 쉽게 해결할 수 있는 아주 사소한 이유 때문에 기침을 오래 하는 경우도 있다. 예를 들면 약물로 유발된 기침이다. 고혈압 환자에게 처방되는 앤지오텐신 전환 효소 Angiotensin Converting Enzyne, ACE 억제제나 베타 차단제 등 자주 쓰이는 약의 부작용으로 기침이 나올 수 있다. 그렇다면 다른 약물로 피해 가야 한다.

기침 수용체가 과도하게 예민해져서 일어나는 현상일 수도 있다. 이건 진단을 받아 봐야 할 문제다. 수용체가 과민할 수도 있지만 누군가는 그저 손상된 점막 때문에 기침을 오래 하기도 한다. 그럴 때는 휘몰아치는 공기를 피하는 게 상책이다. 냉온풍기를 피하고 직접 진공청소기를 돌리지 않는다. 강한 냄새나 급격한 온도 변화도 기침 발작을 일으킬 수 있으니 주의해야 한다. 언젠가 폐 질환 전문의에게서 급성 기침을 완화하는 좋은 방법을 들은 적이 있다. 손으로 입을 꾹 막아서 기관지에 공기가 어느 정도 차 있도록 만드는 것이다. 이러면 기관지 벽이 서로 들러붙는 것을 막아서 기침 발작을 진정시킬 수 있다.

약 사 용 설 명 서 읽 는 법

약에 동봉된 사용 설명서를 처음부터 끝까지 읽는 사람은 거의 없다. 한 번 읽고 다 이해하는 사람도 드물다. 까다로운 단어들이 즐비하고 읽기 불편한 글을 깨알 같은 크기로 적어 놓았으니 당연하다.

소비자가 이해하지 못하거나 아예 읽지도 못하는 사용 설명서는 그 취지를 상실했다. 이미 오래전부터 잘 알려진 사실이다. 비텐헤어테케대학교의 약물학자 페트라 튀르만Petra Thürmann은 사용 설명서를 훑어본 환자들의 감정 상태가 정확히 어떠한지를 연구한 뒤 다음과 같은 결론에 이르렀다. "사용 설명서를 읽는 것은 환자들에게 공포, 불안, 의심 등의 정서적 동요를 일으킨다."

그렇다고 사용 설명서를 그냥 덮어 두는 것도 좋은 생각이 아니다. 약품은 특별한 상품이기 때문이다. 최대한 정서적 동요를 피해가면서 약에 대한 중요한 정보들을 수집할 수 있는 길을 찾아야 한다. 다음은 사용 설명서를 쉽게 읽도록 도와주는 방법이다.

1) 약을 어떻게 복용해야 할지를 정확히 모르겠다면 곧장 '용법·용량' 항목부터 읽자. 좌약을 잘못된 곳에 집어넣거나 녹여서 먹는 약을 꿀꺽 삼켜 버리는 경우가 얼마나 많은지 모른다.

2) '다음 환자는 복용하지 마십시오' 항목을 읽는 것이 매우 중요하다. 이 항목은 해당 약 복용에 대한 모든 결격 사유를 알려 주며 가급적 약을 복용을 하지 말라고 말한다. 다른 약과 함께 복용하는 사람은 '상호 작용' 항목도 읽어야 한다.

3) 당신이 사소한 불편까지 가감 없이 털어놓을 수 있는 사람이 있다면 그에게 '이상 반응' 항목을 읽어 달라고 요청하자. 혹 당신에게 부작용이 나타나면 당신을 대신하여 그 원인이 약 때문인지 찬찬히 짚어 줄 수 있도록 말이다.

절대 사용 설명서를 버려서는 안 된다! 갖고 있으면 정말 필요할 때가 있다. 일단은 의심 증상이 있을 때 그것이 약에 대한 부작용인지를 파악하려면 사용 설명서를 다시 한 번 들여다봐야 한다. 1년 후에 같은 병에 다시 걸려서 약 사용법을 다시 읽어야 할 경우도 생긴다. 용법이 정확히 기억나지 않을 수 있기 때문이다. 물론 인터넷의 도움을 받을 수 있다. 사용 설명서는 대부분 제약 회사 웹사이트에서 볼 수 있다.

Part 3.

위와 장 질환에 관한 약 상식

10

똥을
못 싼다

배변은 아이들도 '할 수 있다'. 하지만 정말 많은 사람들이 쉽게 할 수 없는 것 또한 배변이다. 신체의 가장 기본적인 기능에 문제가 생기면 사람은 매우 독특한 좌절감을 경험한다. 속된 말로, 자신을 '똥도 못 싸는 바보'로 여기게 된다. 그래서일까? 너무 많은 사람들이 너무 쉽게 변비약(하제)에 손을 댄다. '배설'을 '체중 감량'과 혼동해서 변비약을 복용하는 사람들도 있다. 전문가들이 끊임없이 변비약으로는 체중도, 체지방도 뺄 수 없다고 강조하지만 쇠귀에 경 읽기다. 정작 본인은 살이 빠진 것처럼 느끼기 때문이다. 그래서 나는 마른 몸이 아름다움의 기준으로 남아 있는 한, 변비약은 항상 오용될 여지가 있다고 생각한다.

그래도 우리는 변비약을 너무 많이 먹는다! 전문가들이 흔히 하듯이 "나라면 먹지 않겠어요"라고 반사적으로 대응해도 아무 도움이 되지 않는다. 정말 변비약이 필요한 사람은 누구인가? 그리고 어떤 대체제가 있는가?

변비란 무엇인가?

배변 문제에서 "얼마나 자주?"라는 질문의 답은 사람마다 제각각이다. 어떤 사람은 하루에 두 번씩도 배변하고, 또 어떤 사람은 이틀에 한 번씩 배변한다. 독일 일반 의학 및 가정 의학과 협회와 독일 위장병학, 소화기 및 대사질병학 협회[DGVS]에 따르면 그 횟수가 일주일에 3번 이하라면 만성 변비에 해당한다. 하지만 많은 사람들이 최소한의 배변 횟수는 아예 없다고 한다. 모두가 이 말을 받아들이는 것은 아니다. 여전히 많은 사람들이 매일 화장실을 가지 못하면 무언가 잘못되었다고 확신한다.

그런데 이제는 변비를 논할 때 횟수만 중요한 게 아니다. 그 과정도 중요하다. 매일 화장실에 가는 사람도 배변이 힘들어서 통증을 느끼거나 힘을 많이 줘야 한다면 변비가 있다고 한다. 장이 제대로 비워지지 않거나 무언가 막혀 있는 느낌 또한 변비를 진단하는 기준 중 하나다.

변비를 해결하는 습관

나는 약 없이도 배변을 조절할 수 있는 여러 가지 방법이 있다는 희소식을 전하고자 한다. 무엇보다 가장 중요한 것은 신호가 왔을 때 곧장 장을 비우는 습관이다. 옷을 다 챙겨 입고 집을 나서려던 참이라도 배에서 압력이 느껴지면 지체 없이 화장실로 달려가야 한다.

혹시 당신의 장이 너무 민감해서 다른 조치를 취해야 할 수도 있다. 이때는 수분을 충분히 섭취하는 게 도움이 된다. 어떤 사람들은 일어나자마자 마시는 미지근한 물 한 컵이 장을 깨운다고 확신한다. 하지만 물을 마시는 시간과 온도는 장 활동과 아무 상관이 없다. 다만 물을 적게 마시는 사람은 수분을 충분히 섭취한 사람보다 배변이 힘들 뿐이다. 물을 안 마시면 쓸데없이 소화 작용을 방해한다. 그저 물을 충분히 마시는 것만으로도 하루 동안 먹은 식물성 섬유 혹은 식이 섬유가 팽창하여 대변의 부피가 커진다. 식이 섬유가 가장 많은 과일은 말린 자두나 무화과다. 전 세계 어느 호텔 조식에서든 말린 과일이 빠지지 않는 것도 같은 이유다. 손님이 배변을 원활하게 해 편안한 기분을 느끼도록 하는 것은 호텔의 가장 중요한 임무다.

그리고 배변을 원활하게 하는 데 신체 활동이 중요하다는 것은 누구나 아는 사실이다. 소화를 하려면 장이 움직여야 한다. 하루 종일 책상 앞에 앉아 있거나 소파에 기대어 있으면 소화가 안 되는 게 당연하다. 산책이라도 나가서 장을 슬슬 움직여야 한다.

변비를 해결하는 유당

수분과 결합하는 성질을 지닌 유당(락토오스^{Lactose})은 장으로 물을 끌어들인다. 그로 인해 배변이 원활해질 뿐 아니라 대변의 부피도 늘어난다. 그러면 장벽에 압력이 가해지면서 가스가 차고 배변 욕구도 급하게 찾아온다. 유당 불내증이 있는 사람에게는 매우 불편한 상황이다. 아주 소량의 유당이라도 (아무 작용을 하지 않는) 분자인 갈락토오스^{Galactose}와 포도당으로 분해하려면 초기 단계부터 락타아제^{Lactase}라는 효소가 필요한데, 유당 불내증 환자의 몸속에서는 그 효소가 충분히 만들어지지 않는다.

유당 불내증은 아니지만 변비가 있는 사람은 락타아제가 즉시 처리하지 못할 만큼의 유당을 의도적으로 먹는 방법으로 문제를 해결할 수 있다. 하지만 불행히도 이 방법이 맞지 않는 사람도 있을 것이다. 그런 사람들은 유당을 먹으면 성가실 정도로 방귀가 너무 많이 나오거나 속이 더부룩해져 불편하다. 유당을 처음 먹을 때는 한 스푼부터 시작하는 게 좋다. 참고로 성인의 유당 1일 권장 용량은 하루 네 스푼이다.

복용하는 약이 변비를 유발한다!

나는 변비와 힘겨운 싸움을 벌이는 모든 이들에게 지금 먹고 있는 약을 살펴볼 것을 권한다. 예를 들어, 처방전이 필요한 진통제 오피오이드^{Opioid}나 고혈압 치료제로 쓰이는 베타 차단제는 장을 완전히 마비시킨다. 그래서 그 약이 아닌 다른 제제를 쓰는 것만으로도 변비가 치료될 수 있다.

변비약에 손을 뻗기 전에 시도할 법한 방법은 전부 설명했다. 단, 모든 방법이 모두에게 통하는 건 아니라는 점을 다시 한 번 강조한다. 효과가 있긴 하나 충분하지 않을 때도 있다. 일반적인 변비는 그리 해롭지 않다. 매일 배변을 보지 않는다고 해서 건강에 큰 지장이 있는 것도 아니다. 하지만 분명 유쾌하지 않은 상황이다. 그런 상황이 오래 지속되면 만성 변비라고 부르며 그럴 때를 대비해 변비약이 있다.

변비약을 먹기 전 알아야 할 것

중요한 점을 먼저 짚고 넘어가자. 적어도 변비약의 경우 식물 성분이 무조건 순하지만은 않다. 알로에, 서양갈매나무 껍질, 센나잎과 열매, 대황 뿌리(관상용이 아닌 중국에서 재배하는 의약용)에 들어 있는 안트라퀴논^{Anthraquinone}*은 장에 일어나는 현상에 집중적으로 그리고 매우 효과적으로 개입하여 비사코딜Bisacodyl이나 피코설페이트 나트륨 같은 화학 제제와 동일하게 작용한다.

하지만 적정량을 조제하기가 매우 어렵다. 식물 성분으로 만든 큐브나 변비차를 마셔도 아무 효과가 나타나지 않을 때는, 그 성분이 문제가 아니라 섭취량이 잘못되었기 때문이다. 정말 순하게 작용해서 장기적으로 섭취할 수 있는 식물성 약도 있다. 하지만 중요한 것부터 차근차근 설명하기로 하자. 먼저 흔히 사용하는 일반의약품 변비약부터 설명하겠다.

삼투성 변비약: 락툴로오스, 마크로골

이 분야의 대표 주자는 락툴로오스Lactulose와 마크로골Macrogol (화학 용어는 폴리에틸렌글리콜Polyethylene Glycol)이다. 마크로골은 일종의 합성 성분으로 연고와 크림의 유화제로 쓰인다. 이 제제들은 위와 소장을 그대로 통과하여 대장에 도착한 다음 유당과 비슷하게 수분을 흡수한다. 이처럼 강하게 수분을 빨아 당기는 성분의 효과는 분명하다. 대변의 부피가 늘어나고 부드러워진다.

몇 년 전 코크란 연합은 락툴로오스와 마크로골 중에서 어느 것이 더 낫냐는 질문에 답을 내놓았다. 2010년 코크란의 연구자들이 10건의 임상 연구를 분석한 결과에 따르면 적어도 만성 변비에 관해서는 마르코골이 락툴로오스보다 낫다. 변비 해소 면에서는 둘 다 효과가 뛰어나지만 대변 빈도와 형태, 복통 완화 효과와 약품 추가 사용 여부 등을 전반적으로 고려하면 마르코골이 더 낫다고 한다.

하지만 이 두 성분에 대한 평가가 뒤집어져도 전혀 놀랍지 않다. 락툴로오스와 화학적으로 매우 가까운 관계에 있는 락티톨[Lactitol]의 특정 효과가 지난 몇 년간 세간의 주목을 받았기 때문이다. 락툴로오스와 락티톨에는 프로바이오틱스[*]와 관련된 효과가 있다. 인체에 이로운 특정 장내 미생물들이 락툴로오스와 락티톨에서 양분을 얻어 증식한다. 우리 건강에 여러 방면으로 영향을 미치는 장내 미생물에 유익한 환경을 제공하는 것이다. 미생물이 많아지면 대변의 부피도 늘어난다. 또한 미생물의 신진대사 과정에서 발생한 초산과 유산은 소화를 촉진한다. 단, 그 과정에서 수소와 메탄 같은 가스가 발생하여 복부 팽만증을 일으킬 수가 있다. 마크로골에는 그런 부작용이 없다.

삼투성 변비약은 오피오이드를 처방할 때 함께 쓰인다. 장기적으로 섭취해도 무리가 없지만 간헐적 사용은 적합하지 않다. 대부분 락툴로오스는 시럽 형태로, 마크로골은 가루 형태로 섭취한다. 둘 다 곧바로 효과가 나타나지 않고 하루 이틀 기다려야 한다.

삼투성 변비약보다 더 센 약으로는 염류성 변비약이

있다. 단식 치료에서 자주 권하는 황산소다나 엡섬 염^{Epson} ^{Salt}이 대표적이다. 이제 나는 이런 제제들을 더 이상 사용하지 않는다. 맛이 너무 역할 뿐만 아니라 효과가 너무 세서 전해질 대사를 엉망진창으로 만들어 놓을 수 있다. 억지로 설사를 하게 만들면 미네랄 성분을 너무 빨리 배설하게 된다. 개인적으로는 너무 구식이라고 생각한다. 하지만 요즘에도 대장 내시경 전날 장을 완전히 비워야 할 때에는 전해질 음료와 함께 삼투성 변비약을 복용한다.

자극성 변비약: 안트라퀴논, 비사코딜

약국에서 설사약을 달라고 말하는 사람들이 머릿속으로 그리는 약이 바로 자극성 변비약이다. 그들은 신체에 어떤 화학적 반응이 일어나 즉각적으로 결과물을 얻기를, 즉 짧으면 여섯 시간, 길게는 열 시간 안에 화장실로 달려갈 수 있기를 바란다. 이런 약은 물과 특정 미네랄이 더 이상 장에서 혈액으로 흡수되지 않게 해서 평소보다 많은 물과 미네랄이 장에서 흘러 다니게 한다. 그러면 장이 가득 채워지고 대변이 부드러워진다. 무엇보다 자연적으로 장 운동을 촉진시킨다.

하지만 약을 먹었다고 해도 변기에 앉기까지는 최대 열 시간이 걸린다. 식물에 함유된 작용 성분은 '잘 포장된 상태'이기 때문이다. 전문 용어를 곁들여 설명하면, 안트라 퀴논은 전구 물질*로 일단 배당체가 분해되어야 효과가 발생한다. 장내 미생물이 식물 성분에 달려들어 소화시킨 다음 안트론Anthrone 혹은 안트라놀Anthranol이란 활성 물질이 만들어진다. 화학 약품의 경우는 이런 과정이 생략되지만 작용 지점에 도달하기까지 시간이 더 걸린다. 위와 소장에서 소화된 다음 혈액 순환을 하고 간에 들렀다가 대장에 이르기 때문이다. 같은 성분을 좌약으로 투여하면 이 모든 과정을 생략할 수 있다. 그래서 좌약 형태의 변비약은 30분이면 효과를 낸다.

대학에서 자극성 변비약에 대해 배울 때 항상 따라붙는 주의 사항이 있다. "전해질 균형을 망가뜨릴 수 있으니 주의하시오." 전해질 균형이 무너져서 칼륨이 부족해지면 근육이 제대로 작동하지 않고 장 운동이 느려진다. 결국 화장실을 아예 갈 수 없게 된다. 그야말로 악순환이다! 권장 용량보다 더 오래 혹은 더 많이 복용하는 과용 문제도 빼놓을 수 없다. 자극성 변비약은 과용하면 심각한 복통을 유발할 수 있다. 과용을 예방하려면 스포이트 용기에 든 액체나 작은 알약 형태인 화학 약품이 낫다. 차보다는 적정량을 계량하기가 한결 쉽기 때문이다.

또 한 가지 유념해야 할 사실은 강제적으로 장을 비운 다음에는 장이 다시 채워져서 자연스럽게 배변이 될 때까지 기다려야 한다는 점이다. 변비약을 한 번 복용했다면 적어도 다음 사흘간은 약을 먹지 않아야 한다. 마지막으로 안 트라퀴논은 소변으로도 일부 배출된다. 그러니 소변 색이 어두워도 너무 놀라지 말자!

팽창성 변비약: 아마씨, 차전자

이 식물들의 작용 기제는 정말 단순하다. 씨앗에 식이 섬유가 풍부할 뿐만 아니라 장 안에서 팽창하는 점액 성분도 다량 함유하고 있어서 장 운동을 자극한다. 게다가 식물성 점액에는 장내 다른 물질이 잘 흡착되어 다 함께 바깥으로 실려 나간다.

아마씨와 차전자 둘 다 덩어리일 때보다 잘게 부서진 상태에서 더 많이 팽창한다. 껍질에 있던 점액 성분이 수분과 만나 부풀어 오르기 한결 수월해지기 때문이다. 아마씨에는 배변 작용을 원활하게 하는 지방산도 들어 있어 변이 부드럽게 나오도록 돕는 윤활제 역할을 한다.

아마씨 오일은 독일에서도 생산되는 양질의 슈퍼 푸드로 껍질째 찐 감자와 우유를 굳힌 커드에 곁들여 먹으면 맛이 좋다. 하지만 쉽게 부패하고 칼로리가 높다. 부패한 아마씨 오일은 소화 기관을 과도하게 자극할 수 있어서 먹어도 득이 될 게 없다. 따라서 섭취에 가장 이상적인 제형은 껍질을 까거나 부순 아마씨를 거칠게 간 분말이다. 그러면 점액 성분이 수분과 만나기 좋고 지방산을 머금고 있는 세포벽도 깨지지 않아서 오일을 고스란히 섭취할 수 있다. 절구에 빻고 남은 아마씨는 반드시 냉장 보관해야 한다. 다만 열량을 걱정해야 하는 사람들에게는 이 방법을 권하지 않는다. 그런 사람들은 팽창이 덜 되더라도 씨앗을 통째로 먹는 게 낫다. 그러면 아마씨 시방산은 몸속에서 거의 흡수되지 않고 씨앗은 원래 모양 그대로 다시 배설된다.

아마씨의 대안으로 실리엄 허스크^{Psyllium Husk}라고도 불리는 인도 차전자를 쓸 수 있다. 혹은 차전자의 껍질만 쓰기도 한다. 차전자는 지방산이 적은 대신 훨씬 더 많이 팽창한다(차전자에 관해서는 113쪽에서 다시 한 번 자세히 설명하겠다).

이 약용 식물들을 복용할 때는 물을 충분히 마셔야 한다. 적어도 하루에 1.5L는 마셔야 점액 성분까지 함께 부풀어 오른다. 그리고 빠른 효과를 기대하지 말아야 한다. 효과를 체감하는 데까지 하루에서 사흘 혹은 더 오래 걸릴 수도 있다. 나라면 분쇄한 아마씨 한 스푼(대략 10g)을 낮에 먹거나, 분쇄하지 않은 통씨앗을 아침저녁으로 한 스푼씩 먹는 것으로 시작하겠다. 한 번에 15g, 하루에 45g 이상을 넘기지 않는 것이 좋다. 보편적 권장 용량인 이 기준은 배변 효과와는 상관없다. 아마씨에 소량 함유된 사이아노젠 배당체가 대사 과정에서 독성이 강한 청산을 만들 수 있어 과용을 제한한다. 마지막으로 장이 점액소로 가득 찼을 때는 다른 약품의 섭취를 자제해야 한다는 점을 기억하자. 차전자나 아마씨를 섭취하면서 다른 약을 복용할 때는 두 시간씩 간격을 두는 게 좋다.

배변을 유도하는 또 다른 방법

개인적으로는 변비를 해결하는 다양한 방법 중 수분 흡수력이 강한 글리세롤 성분을 이용한 관장의 효과가 과소평가되었다고 생각한다. 관장은 입구가 좁고 작은 관을 항문에 꽂아 장을 비우는 방식이다. 관을 통해 장으로 들어간 글리세롤이 물을 빨아들이면 장속 내용물은 부피가 늘어나고 부드러워진다. 그렇게 장이 가득 차서 직장에 있는 압력 수용기가 작동하면 그 즉시 화장실로 뛰어가야 한다. 보통 이 방법을 쓰면 길어야 한 시간이면 변비를 해결할 수 있다. 효과가 빠른 화학 성분의 좌약과 다른 점이 있다면 장의 다른 부분에는 거의 아무런 영향을 미치지 않는다는 것이다. 그런 점에서 나는 이 방법을 좋아하고, 특히 임산부를 위한 최고의 방책이라고 생각한다.

11

설사는
불편하고
불쾌하다

변비가 있을 때도 사람은 기분이 나쁘고 힘들지만 적어도 다른 이들과 어울릴 수는 있다. 반면, 급성 설사는 끊임없이 화장실로 달려가게 만든다. 그리고 혹시 적당한 때에 화장실에 가지 못해 끔찍한 상황을 겪게 될까 마음을 졸이게 한다. 먹은 음식이 이런 식으로 배출되는 상황을 오래 견디기란 정말 힘들다.

일반적으로 이런 상황이 덩어리 때문에 일어나는 경우는 많지 않다. 그보다는 수분이 장에서 몸으로 흡수되지 않고 곧장 변기로 떨어지는 게 문제다. 수분과 그 안에 녹아 있는 소금을 잃어버리면 탈수 현상이 생긴다. 급박한 신호 때문에 화장실에 들락거리면서 몸이 축 늘어지고 둔해지는 것은 설사 그 자체나 혹은 설사의 원인인 감염 때문이라기보다 몸속에 수분이 부족하기 때문이다. 이건 그저 기분이 좋지 않은 정도의 문제가 아니다. 탈수 현상이 며칠간 계속되면 생명이 위태로워진다. 어린아이나 노인들은 특히 더 위험하다.

설사에는 무엇이 좋을까?

설사의 종류를 막론하고 잃어버린 수분을 보충하는 것이 가장 중요하다. 성인의 경우 하루 3L의 물을 마셔야 한다. 죽이나 차, 생수 혹은 연하게 희석한 주스도 좋다. 전해질을 공급하는 동시에 필요에 따라 에너지도 조금 보충할 수 있는 음료면 된다.

특히 효과가 좋은 차로는 국화차, 박하차, 생강차가 있다. 국화는 소염 작용을, 박하는 경련 완화 작용을 한다. 생강은 속이 울렁거릴 때 도움이 된다. 생강차를 끓이려면 싱싱한 생강을 작게 잘라 넣고 끓인 물을 부으면 된다. 탄닌이 풍부하게 함유된 홍차나 녹차도 좋다.

먹을 수 있다면 계속 먹는 것도 해롭지는 않다. 두 번 구운 토스트나 굵은 소금이 붙은 막대 과자, 쌀밥, 잘게 으깬 바나나, 간 사과 등 소화가 쉽고 지방이 적은 음식이라면 무엇이든 먹어도 된다. 나는 설사가 나면 사과로 식사를 시작한다. 사과에 풍부한 펙틴이 장에서 독성 물질과 수분을 결합시켜 몸 밖으로 내보내는 작용을 하기 때문이다.

배 속에 아무것도 남아 있지 않다면 포도당-전해질 보충제를 복용해야 한다. 특히 설사를 하는 어린아이는 보충제를 바로 처방받을 수 있다. 이렇게 염분과 수분을 보충하면 금세 몸이 나아지는 걸 느낄 수 있다. 포도당을 함유한 보충제는 에너지를 빨리 공급하기보다는 장에서 전해질의 흡수를 돕는 역할을 한다.

그렇다면 설사를 할 때 콜라와 막대 과자를 먹는 민간요법은 어떨까? 물론 아무것도 마시지 않는 것보다는 콜라라도 마시는 게 낫다. 하지만 콜라에는 1L당 100g의 설탕이 들어 있고 인산과 탄산, 카페인도 들어 있다. 모두 장을 안정시키기는커녕 점막을 자극하거나 장 운동을 촉진하는 성분들이다. 막대 과자에 붙어 있는 굵은 소금 또한 설사에는 아무 소용이 없다. 식용 소금은 그저 염화나트륨일 뿐 전해질 용액이 아니다. 차라리 홍차에 소금을 약간 넣어 먹는 게 낫다. 포도당을 곁들일 수 있으면 더 좋다.

설사가 문제가 되는 경우

설사는 거의 대부분 병원균이나 독성 물질이 원인이다. 상한 음식이 장에 들어가서(음식을 '잘못 먹어서' 생긴 결과를 수인성 감염이라고 부른다), 혹은 오염된 물건이나 사랑하는 가족을 통해 감염되어 일어날 수도 있다. 그런 경우는 대부분 금세 회복된다. 운이 좋으면 24시간 안에 증상이 사라진다.

문제는 설사가 이틀 이상 지속되거나 대변에서 피가 보이거나 통증이 심하거나 시간이 흘러도 회복되는 기미가 보이지 않을 때다. 혹은 최근 멀리 여행을 다녀와서 낯선 병원균에 감염됐을 가능성이 있을 때다. 그때는 의사에게 진찰을 받아야 한다. 영유아 혹은 노약자라면 지체 없이 진료 예약을 잡거나 예약을 하지 않은 상태라도 곧장 병원으로 가야 한다. 열이 있거나 복통이 심하거나 구토를 할 때도 무조건 의사에게 가야 한다. 단순 설사여도 탈수가 있으면 즉시 링거를 맞아야 하기 때문이다. 무엇보다 심각한 질병이나 이상 반응 중 설사를 동반하는 경우가 매우 많다. 아주 특이하고 이상한 병원균이 예외적으로 설사를 유발할 때도 있다. 그럴 때는 의사에게 증상을 설명하고 항생제를 처방받아야 한다.

하지만 명색이 약사가 쓰는 책인 만큼, 치료가 가능한 일반의약품 중 몇 가지를 살펴보자.

흡착제

옛날에 설사에 쓰는 약이라고는 장에서 독성을 유발하는 병원균과 수분을 함께 묶는 숯가루나 의료용 흙밖에 없었다. 하지만 나라면 감염으로 인한 설사에 그런 흡착제*를 쓰지 않을 것이다.

흡착제는 긴장이나 흥분으로 소화가 제대로 되지 않을 때 쓰기 알맞은 약이다. 인체에 필요한 비타민은 물론, 다른 약을 함께 복용할 경우 그 약 성분까지도 모두 다 들러붙는다. 장기간은 사용하지 않는 게 좋다. 다른 약을 먹어야 할 경우는 두 시간의 간격을 두고 복용한다.

지사제: 로페라미드, 라세카도트릴

로페라미드^{Loperamide}는 장내 특정 수용체(오피오이드 수용체)와 결합하여 장 운동을 감소시킨다. 이 약은 오피오이드 성분의 진통제와 마찬가지로 장을 완전히 마비시킬 수 있다. 장 운동이 전면 중지되는 것이다. 이 작용은 설사를 금방 멈추게 하는 데는 엄청 효과적이다. 하지만 단점이 있다. 장벽을 통해 혈액으로 흡수될 시간이 아주 넉넉한 탓에 독성을 지닌 병원균이 그대로 장에 남아 더 많은 독성을 발휘할 수 있다. 따라서 이미 열이 나고 있다면 절대 이 약을 먹어서는 안 된다. 설사는 원래 감염을 인식한 인체의 자가치료 메커니즘의 일종이기 때문이다.

게다가 로페라미드 치료에는 피부 발진, 장폐색과 같은 부작용이 따를 수 있다. 고등학교를 졸업하고 직장을 잡기 전 한동안 여행을 다닐 때 내 배낭에도 로페라미드가 들어 있었다. 여행이나 중요한 약속 등으로 집에 머무를 수 없을 때 설사가 나면 하루 정도 버티기 위해 먹는 약이다. 하지만 지금이라면 같은 용도로 라세카도트릴^{Racecadotril}을 먹을 것이다.

라세카도트릴 역시 2013년부터 일반의약품으로 구매 가능한 약이다. 더 '순한' 약은 아니지만 특정 신체 작용에만 개입해 장에서 흡수되는 수분의 양을 확실히 줄이는 효과를 낸다. 하지만 연구 결과에 따르면, 장의 내용물이 유지되는 시간과 그로 인해 해로운 병원균이 체내에 머무는 시간은 로페라미드와 차이가 없다.

프로바이오틱스

유산균, 비피더스균, 장내 구균, 장내 유익균, 사카로미세스 불라디$^{Saccharomyces\ Boulardii}$ 효모 등 살아 있는 미생물을 영양보조제나 의약품 혹은 요구르트와 같은 음식물로 섭취하는 것이다. 프로바이오틱스^{Probiotics}는 매우 안전한 방법으로 장내 미생물 체계를 보완하거나 보조한다. 다만 장기 이식 수술을 받은 후 약물 요법으로 정상 면역 반응이 차단된 사람 등 면역계가 약한 사람에게는 적합하지 않다.

프로바이오틱스가 설사를 멈추는 방법은 세 가지다. 먼저, 박테리오신^{Bacteriocin}을 분비하여 설사를 일으키는 균의 증식을 막는다. 그리고 설사가 일어난 현장의 면역계를 활성화시킨다. 마지막으로 점막 표면에 보호막을 입혀 질병을 유발하는 성분이나 병원균과 수용체의 결합을 차단한다. 코크란 검토서는 프로바이오틱스가 하루 정도 설사를 일찍 멈추게 할 뿐이라고 하지만, 그래도 내가 보기에 현재 설사를 치료하는 최고의 약은 프로바이오틱스다.

그렇다면 어떤 제품을 먹어야 할까? 장내 미생물이 우리의 건강에 중요한 역할을 한다는 사실은 확실하게 증명되었지만 시장은 더욱 혼란스러워졌다. 지금도 계속 미생물 계통에 대한 새로운 발견이 잇따르고 그에 따라 신상품도 계속 출시된다. 그래서 나라면 설사에 관한 한 장내 미생물이 각광을 받기 훨씬 전부터 검증되고 인정받아 온 효모 제제를 선택할 것이다.

한 가지 당부한다. 잡화점에서 파는 영양 보조제가 아니라 약국에서 파는 의약품으로 허가받은 제품을 구입하자. 약사에게 락토바실루스^{Lactobacillus} 유산균 등의 함량이 높은 약을 문의하자. 많이 섭취할수록 설사는 빨리 지나간다.

변비와 설사를 동시에! 차전자

차전자는 이상한 약이다. 나는 이처럼 효과적인 동시에 다방면으로 쓰이는 약용 식물을 본 적이 없다. 차전자는 아주 단순한 방식으로 작용한다. 씨앗의 껍질에 함유된 소화되지 않는 점액 성분이 물과 만나면 팽창한다. 차전자를 물에 담그면 4시간 안에 부피가 10배로 늘어난다. 인도산 차전자는 9배로 늘어나고 그 껍질은 심지어 40배로 불어난다(비슷한 성질의 아마씨는 4배로 커진다). 이 단순한 성질이 특별한 작용을 일으킨다. 언뜻 정반대로 보이는 증상, 즉 변비와 설사를 모두 완화시킨다.

몸에 들어간 차전자는 위에서 소화되지 않은 채 대장까지 도달한 다음 어마어마하게 몸집을 불린다. 그로 인해 확실히 늘어난 대변 양은 변비가 있을 때는 장운동과 배설을 위한 자극이 되고(103쪽 참조), 설사를 할 때는 넘치도록 많은 수분을 흡수한다. 게다가 차전자의 점액소는 콜레스테롤을 흡착시켜 대변으로 쉽게 배설해 고지혈증에도 도움이 된다. 차전자는 훌륭한 장 청소부이기도 하다. '유익한' 세균이 장에서 잘 자랄 수 있도록 충분한 영양을 공급해 장내 환경을 최상으로 유지한다. 그리고 차전자는 자연이 만들어 낸 그대로 사람이 활용하는 것이다. 이쯤이면 우리 시대에 꼭 맞는 약이라 할 수 있지 않을까?

서양차전자 vs 인도차전자 vs 차전자피

이 세 가지는 밀접하게 연관돼 있어서 곧잘 혼동된다. 작용 성분, 작용 기전, 사용법은 동일하다. 다만 복용량에서 차이가 날 뿐이다. 껍질만이 아니라 씨앗을 통째로 섭취할 때는 두 배 더 많이 먹어야 한다. 껍질에 점액소가 많아서 꼭 통째로 먹어야 할 필요는 없다. 그래서 나는 껍질만 분말 형태로 먹는 것을 선호한다.

1일 권장 용량은 4~20g이다. 시작은 티스푼 절반 정도로 하고 상황에 따라 점차 늘리면 된다. 설사를 할 때는 1티스푼씩, 변비가 있을 때는 반 스푼씩 하루에 세 번 먹는다. 물이나 주스, 수프 등에 가루를 타서 먹되 불어나기 전에 마신다. 우유와는 궁합이 썩 좋지 않다. 잠자리에 들기 직전에 마시는 것도 좋지 않다. 점액이 약 성분을 흡착시켜 대변으로 배출할 수 있으므로 다른 약을 먹을 때는 2시간 간격을 두고 마셔야 한다.

그리고 무조건 물을 많이 마시는 것이 좋다. 한 번 먹을 때마다 물 0.5L를 같이 먹으면 더 좋다. 물을 많이 마시지 않으면 아무 효과가 없을 뿐만 아니라, 변비가 더 심해질 수도 있다. 또한 인내심도 필요하다. 차전자는 효과가 좋고 영구적으로 먹을 수도 있지만 변비에 체감할 만한 효과를 보려면 오래 기다려야 한다. 며칠 만에 효과가 나타난 사람도 있지만 꾸준히 섭취했는데도 4주 후에야 효과가 나타난 사람도 있다.

　마지막으로 한 가지만 더 말하겠다. 장 협착이 있거나 장폐색을 겪은 적이 있다면 이 방법은 포기하길 바란다. 당뇨병의 증상이 변덕스럽게 나타나거나 약물에 대한 부작용이 잦은 사람도 마찬가지다. 아주 단순한 식물 성분이라 할지라도 모두에게 항상 무해한 것은 아니다.

12

과식으로
인한
소화 장애

위경련, 잦은 트림, 복부 팽만감, 더부룩함, 메스꺼움…. 전문가들은 이런 증상을 모두 소화 장애라고 부른다. 그리고 소화 장애를 일으키는 가장 일반적인 원인은 너무 많이 먹는 것이다.

크리스마스 연휴나 가족 행사 때 자주 일어나는 일이다. 너무 많이 먹고 마시면서 식탁 앞에 앉아 있는 것 외에는 아무것도 하지 않는다. 소화 장애에 허브 술 한 잔이 도움이 될 때도 있지만 알코올은 속 쓰림을 유발할 뿐만 아니라 혈중 알코올 농도를 높인다. 그럴 때는 약차를 쓰는 것이 가장 이상적이다. 일단 많은 이들이 소화에 도움이 되는 약용 식물을 차로 맛있게 마시기 때문이다. 그리고 따뜻한 음식이 소화에 유익한 작용을 할 수 있다. 배에 온기가 전해지면 경련이 완화되고 수분을 충분히 공급하면 몸이 알코올을 처리하는 데도 도움이 된다.

식물성 가스 배출제 *

나는 여기서 더부룩함을 다스리는 약용 식물 다섯 가지를 소개하려고 한다. 순한 소화제로 권할 만한 것들이다. 위와 장에 가스가 차서 괴로울 때 가스를 배출하고, 경련을 완화하고, 트림을 수월하게 나오도록 해서 어느덧 증상을 사라지게 한다. 따뜻한 물에 10분간 우려낸 다음 차로 마시기에 적당하다. 이 다섯 가지를 섞어 마셔도 효과는 좋다.

차를 좋아하지 않는 사람이라면 식물에서 추출한 에센셜 오일을 빵 한쪽에 발라서 먹거나 캡슐 형태로 복용할 수도 있다. 그러면 차로 마실 때보다 더 많은 양의 오일을 섭취하게 되고 효과도 더 크다.

아이도 좋아하는 펜넬

펜넬은 위장의 가벼운 경련과 더부룩함, 복부 팽만감에 흔히 쓰는 식물이다. 단, 종에 따라 차이가 있다. 약효가 중요할 때는 가급적 쓴맛이 강한 펜넬을 고른다. 쓴맛이 나는 씨앗에는 에센셜 오일이 최대 8.5퍼센트 함유되어 있다. 단맛이 강하거나 향신료로 쓰는 펜넬 같은 경우는 1.5~3퍼센트 정도다. 이 오일이 치료 효과를 내는 핵심이다. 펜넬 씨앗은 가스 배출 작용을 해 더부룩함을 개선할 뿐만 아니라 위장 운동도 촉진한다. 소화 기관이 빨리 움직이도록 도와주는 것이다.

펜넬을 먹는 가장 좋은 방법은 씨앗을 통째로 사서 절구에서 빻아 곧바로 차로 우려내는 것이다. 씨앗 안에는 에센셜 오일을 보관하는 방이 있다. 그래서 펜넬 씨앗을 잘게 썰거나 다져서 금방 우려낸 차에는 에센셜 오일이 풍부하게 녹아 있다. 티백이나 오랫동안 냉장 보관한 펜넬 씨앗을 으깨어 차로 만드는 것은 좋은 해결책이 아니다. 펜넬을 잘게 썰수록 오일을 보관하는 방이 부서지는데, 그렇게 썰어 놓은 채로 오래 보관하면 에센셜 오일이 다 날아가 버리고 만다. 차로 마실 때는 물 150ml에 펜넬 씨앗 1티스푼(대략 2.5g)이 적당하다.

펜넬의 동생 아니스(붓순나무)

아니스는 펜넬만큼 사랑받는 약용 식물로 펜넬과 함께 많이 쓰인다. 아니스 열매는 침과 위액 분비를 촉진한다. 그래서 아니스차는 식전 차로, 아니스로 담근 술 우조[Ouzo]나 파스티스는 식전 주로 애용된다.

뜨거운 물일수록 에센셜 오일이 잘 녹는다. 따라서 에

센셜 오일이 함유된 아니스차를 마시려면 팔팔 끓는 물을 찻물로 써야 한다. 찬물에서는 아니스 오일의 구성 성분이 굳어 버린다. 파스티스를 얼음물에 섞으면 쉽게 관찰할 수 있다. 얼음과 닿는 즉시 에센셜 오일이 조밀한 수정체를 형성하면서 색이 뿌옇게 흐려진다. 차로 마실 때는 물 150ml에 아니스 열매 반 티스푼(대략 1.5g)이 적당하다.

양배추와 함께 혹은 따로, 캐러웨이

캐러웨이 열매는 가장 강력한 위장 가스 배출제로 꼽힌다. 아니스와 펜넬보다 효과가 세다. 그래서 요리에 가미할 때가 많다. 양배추, 갓 구운 빵, 그 외에 더부룩함을 유발하는 식재료에 곁들인다. 펜넬, 아니스와 마찬가지로 캐러웨이도 미나리목에 속한다. 그래서 세 열매의 모양이 모두 엇비슷하다. 차로 마실 때는 물 150ml에 캐러웨이 열매 반 티스푼(대략 1.8g)이 적당하다.

많은 이가 좋아하는 박하

더 이상 아무것도 통하지 않을 때 잘 맞는 약이다. 박하 잎은 위장의 가스 배출 기능을 할 뿐 아니라 통증을 완화하고 위 운동을 촉진해서 위가 빨리 비워지게 만든다. 맛 또한 좋고 입안을 상쾌하게 한다. 무엇보다 박하차는 식도에서 위로 연결되는 근육의 긴장을 줄여 준다. 그러면 소화기로 들어간 공기가 수월하게 빠져나온다.

하지만 속 쓰림이 있는 사람이라면 저녁 무렵부터는 박하차를 마시지 말아야 한다. 침대에 누웠을 때 가득 찬 위와 느슨해진 근육이 평행 상태에 놓이면 불쾌한 상황이 벌어질 수 있다.

독일과 유럽의 약전*에 따르면 에센셜 오일이 최소 1~2퍼센트 함유된 박하잎은 야차로 약국에서만 판매되어야 한다. 이런 차는 오래 마시거나 맛이 좋다고 함부로 먹어서는 안 된다. 함유된 멘톨 성분을 과용하면 위통이 생길 수 있기 때문이다. 박하차를 포기할 수 없다면 그 친척인 스피어민트차를 마시면 된다. 슈퍼마켓에서 파는 많고 많은 박하차는 모두 스피어민트차다. 차로 마실 때는 물 150ml에 박하잎 1스푼(대략 1.5g)이 적당하다.

향기로운 소화제 라벤더

라벤더는 가장 향기로운 소화제로 꼽힌다. 라벤더꽃의 주요 성분은 휘발성 라벤더 오일이지만 플라보노이드와 탄닌도 효과를 내는 데 기여한다. 약용 식물을 전담하는 E위원회 평가에 따르면, 라벤더는 위 심장 증후군에도 효과가 있다. 위 심장 증후군은 위와 장에 가스가 흡수되어 심장 질환을 일으키는 병이다. 저녁 식사 자리가 그리 화기애애하지 않은데도 과식을 했다면 라벤더차가 딱이다. 상복부 통증을 완화하는 효과와 더불어 불안을 다스리는 데도 효과가 있다(5장 참조). 차로 마실 때는 물 150ml에 라벤더꽃 1~2티스푼(대략 0.8~1.6g)이 적당하다.

소화가 안 될 때 써 봄 직한 것

그 외에는 부틸스코폴라민으로 대표되는 화학 약품이 있다. 부틸스코폴라민은 부교감 신경 차단제로 복통 혹은 생리통에 진정제로 쓰인다. 또 다른 대안으로는 디메티콘Dimethicone이나 시메티콘Simethicone 성분의 기포 제거제*가 있다. 씹어 먹는 약이나 현탁액으로 섭취 가능하다. 특히 더부룩해서 불편할 때 효과적이다. 내가 이 약을 좋아하는 이유는 단순히 물리적으로만 작용하기 때문이다. 위나 장에 기포가 생겼을 때, 이 약은 기포의 표면 성질을 바꾸어 거품을 꺼트린다. 기포에서 나온 가스는 흩어져서 트림이나 방귀로 배출되고 일부는 몸속으로 다시 흡수된다. 무엇보다 기포 제거제는 장에서 혈액으로 전달되지 않아서 부담이 없다. 그래서 이 약은 배앓이를 하는 아이에게도 적합하다.

식물성 혼합 제제에 대해서도 언급하지 않을 수 없다. 대부분 식물의 효력으로 충만한 시럽들이다. 이러한 추출물 중에서는 STW5가 대표적이다. 소화제로 유명한 이베로가스트Iberogast의 주성분으로 노르웨이당귀 뿌리, 국화, 캐러웨이, 흰무늬엉겅퀴 등 9가지 약용 식물이 혼합되어 있다. 이 혼합 제제는 다방면의 연구를 통해 위축된 근육의 긴장을 해소하고 무기력한 근육에는 활력을 더하는 효과가 입증되었다. 이베로가스트는 위와 장 문제에 가장 애용되는 약 중 하나다. 무엇보다 경련 치료에 많이 쓰이고 구토감과 속 쓰림이 있을 때도 사용된다.

하지만 놀라운 것은 이처럼 잘 알려진 약을 둘러싼 논쟁이 수 년째 계속되고 있다는 사실이다. 추출물에 함유된 애기똥풀 성분이 간 손상을 일으킬 수 있다는 것이 쟁점이다. 이베로가스트의 경우에는 간 부전 사례가 여러 건 발생했고 그중 한 사람이 사망하기까지 했다. 이른바 '이베로가스트 사건'으로, 식물성 약이라 하더라도 위험에서 자유롭지 않다는 사실을 널리 알렸다. 앞서 말했듯이 부작용 없는 효과란 없다.

따라서 증상이 가벼울 때는 정말 약이 필요한지를 고민해야 한다. 위험은 간 손상 전력이 있는 사람들과 같은 특정 집단에 집중된다. 대부분의 약 성분이 간에서 대사되고 완전히 대사되지 않은 나머지는 간에 축적되기 때문이다. 다행히도 간 독성을 고민하지 않아도 되는, 애기똥풀 성분이 함유되지 않은 대안도 많다. 하지만 그런 약들의 효과가 이베로가스트보다 반드시 뛰어나다고는 할 수 없다.

때로는 따뜻한 물주머니만으로도 충분하다. 온기의 효과는 정말 대단하다. 많은 사람들이 따뜻한 물주머니를 배에 올리는 순간 기분이 한결 나아지는 것을 느낀다. 그래서

나는 물주머니야말로 모든 가정에 갖추어 둬야 할 가장 중
요한 상비약이라고 생각한다. 나는 심지어 휴가를 갈 때도
물주머니를 챙긴다.

○　조제실에서 조잘조잘　○

약 차 를　마 시 는　방 법

1) 티백

실용적이고 언제라도 정확한 양을 먹을 수 있다.

2) 잎

국화, 펜넬, 박하 등 에센셜 오일을 함유한 식물에 알맞는 섭취 방법이다. 그 소중한 오일을 품고 있는 분비샘이 티백을 만들기 위해 잘게 써는 과정에서 파괴된다. 그러면 뜨거운 물을 붓기도 전에 오일의 상당 부분이 휘발된다. 단, 잎 차는 티백 차보다 끓이기 어렵다는 단점이 있다. 에센셜 오일을 함유한 약차는 플라스틱 용기에 장기간 보관하면 안 된다. 성분의 대부분이 보관 도중 공기와 접촉하면 증발해 버려서 작용 성분 함량이 줄어든다.

3) 가루(인스턴트)

이보다 간편할 수는 없다. 물에 넣고 저으면 끝이다. 제약 회사의 감독 아래에서 물과 알코올 혼합물을 이용해 만들어져 더 많은 작용 성분을 용해할 수 있다. 하지만 당분 함량이 높은 제품이 많다는 것이 단점이다.

13 기능성
소화 불량과
과민
대장 증후군

애당초 기능성 소화 불량과 과민 대장 증후군을 자가 치료 한다는 것은 논리적으로 말이 안 되는 소리다. 정상적인 상황에서는 의사 진찰 후에 이런 진단을 받을 수 있기 때문이다. 복부에 몹시 괴로운 통증이 있지만 염증 질환이나 소화 불량을 일으킬 만한 원인이 밝혀지지 않을 때를 통틀어 기능성 소화 불량과 과민 대장 증후군이라고 말한다.

어떻게 진단할까?

두 가지 모두 통증의 유형이 실험값이나 초음파, 위·대장 내시경으로는 파악되지 않는다. 하지만 기능성 소화 불량과 과민 대장 증후군이 있는 사람과 없는 사람 간의 차이는 구분할 수 있다.

예를 들면 이 질환 환자들은 음식물 섭취 도중이나 직후에 일어나는 위벽 근육의 정상적인 운동과 화학적·역학적 자극도 불편하게 느낀다. 그동안 과민 대장 증후군에 대해 알려진 사실은 이 질환이 있는 장은 건강한 장보다 운동이 훨씬 더 격렬하고 장을 둘러싼 신경망의 밀도는 절반에 불과하다는 것이다.

2019년 여름에 발표된 최신 연구에 따르면 식료품에 대한 특수한 알레르기가 원인일 수도 있다. 알레르기 반응이 즉각적으로 나타나는 게 아니라 몇 시간 후에, 장벽에서 나타난다는 것이다. 독일 키일대학교와 마인츠대학교에서 108명을 대상으로 진행한 실험에서 46명이 밀에, 15명이 효모에, 7명이 우유에 그러한 반응을 보였다.

정말 자가 치료가 어려울까?

물론 통상적으로는 기능성 소화 불량과 과민 대장 증후군을 자가 치료 하는 경우가 흔하다. 주로 증상에 맞춰 치료하기 때문이다.

과민 대장 증후군일 때는 통증, 더부룩함, 팽만감, 설사, 변비 등이 따로 혹은 잇따라 나타난다. 기능성 소화 불량은 '얹혔다'는 표현처럼 상복부에 압력이 가해진다. 그래서 금방 배가 부르거나 배 속이 꽉 찬 느낌이 들고 식욕 부진과 체증으로 이어진다. 이 두 질환이 서로 연관되어 한꺼번에 해결해야 할 때도 적지 않다.

증상 하나하나에 맞춰 일반의약품을 사용할 때도 많다. 이러한 증상을 줄이는 데는 프로바이오틱스가 확실한 효과를 보이는 것으로 증명되었다. 공식적인 진료 지침도 과민 대장 증후군에 프로바이오틱스의 복용을 권장한다. 하지만 진료 지침 작성자들은 증상에 따라 프로바이오틱스가 나뉜다고 말한다.

유산균 이름으로 예를 들면, 락토바실루스 카세이 시로타 Lactobaziluss Casei Shirota 와 E. 콜리 니슬레 1917 E. coli Nissle 1917 는 변비에 효과가 있다. 하지만 지금까지의 자료만으로 모든 것을 단정하기는 이르다. 세상에는 아주 많은 균과 아주 다양한 증상이 존재한다. 그뿐 아니라 대부분의 프로바이오틱스 제품은 여러 가지 생유산균을 혼합해 놓은 혼합 제제다. 그중 당신의 증상에 어떤 미생물을 테스트해 볼 가치가 있을지는 의사와 상담을 통해 알아보는 것이 가장 좋다. 하지만 프로바이오틱스로 다 되는 것도 아니다.

과민 대장 증후군은 엄청난 인내와 여러 가지 시도 끝에 자신에게 꼭 맞는 치료법을 찾을 때가 많다. 최면, 스트레스 이완 훈련 혹은 행동 치료 등의 방법을 무시해서도 안 된다. 그리고 희망을 갖자. 과민 대장 증후군 환자 열 명 중 하나는 저절로 증상이 완화되기도 한다.

14

속에서
불이 난다!

속 쓰림은 현대 사회의 병이다. 지난 몇십 년간 속 쓰림이 주요 증상인 역류성 질환이 심각하게 증가했다. 역류성 질환이 식생활과 스트레스와 연관된 것이 그 이유일 것이다. 그저 불쾌할 뿐 해롭지 않은 속 쓰림도 있다. 예를 들면 임신 중이거나 과식을 했을 때 일시적으로 나타나는 속 쓰림이 그렇다. 하지만 속 쓰림이 지속적으로 나타나면 식도염처럼 심각한 질환으로 이어질 수 있다. 최악의 경우에는 식도암이 될 수도 있다. 독일에서는 지난 20년간 식도암 환자 수가 4배나 늘었다.

위장과는 달리 식도는 점막으로 이루어진 두꺼운 보호

층으로 덮여 있지 않아서 속 쓰림이 발생한다. 보통은 식도 괄약근이 꽉 닫혀 있어 아래로 내려간 음식물이 식도로 솟구쳐 올라오는 것을 막아 준다. 그래서 식도는 위산에 무방비하다. 위산이 식도로 솟구치면 타는 듯한 통증을 느낀다. 때로는 흉골 뒤의 통증이나 압박을 느끼기도 하고 입안에서 불쾌한 맛을 느끼기도 한다. 어떤 사람들은 위산이 역류하면 기침을 한다.

탄산수소나트륨

공 모양 입욕제를 써 본 적이 있는가. 그렇다면 탄산수소나트륨(중탄산소다, 베이킹소다의 주성분인 하얀 가루)이 물에 젖은 산을 만나면 무슨 일이 벌어지는지 정확하게 알 것이다. 탄산수소나트륨($NaHCO_3$)이 염산(HCl)인 위산을 만나면 염화나트륨($NaCl$)과 물(H_2O) 그리고 기체인 이산화탄소(CO_2)로 변한다.

$$NaHCO_3 + HCl \Rightarrow NaCl + H_2O + CO_2$$

탄산수소나트륨이 위산을 중화하는 것이다. 탄산수소나트륨이 지난 수백 년간 위산 과다에 가장 효과적인 치료제로 여겨진 이유다. 탄산수소나트륨은 최고의 제산제[*],

즉 위산 과다 치료제다. 하지만 탄산수소나트륨의 중화 작용에는 가스가 덤으로 따라온다. 이 가스들은 욕조에서처럼 앙증맞게 보글대다 사라지는 게 아니라 위와 장에 쌓인다. 그러면 아주 큰 트림이 계속 나오거나 더부룩함을 느끼게 된다. 매우 불쾌한 상황이 아닐 수 없다. 염분에 민감한 고혈압 환자가 탄산수소나트륨을 먹으면 나트륨을 다량으로 섭취하게 된다. 근래 나오는 제산제들은 바로 이 두 가지 문제점을 해결했다. 그래서 탄산수소나트륨이 매우 효과적이긴 하지만 과거의 방식이라고 말할 수밖에 없다. 그렇다고 속 쓰림으로 고통스러울 때 베이킹소다가 도움이 되는 것은 아니다.

제산제

제산제는 위산을 중화한다. 일반적으로 수산화마그네슘 혹은 수산화알루미늄과 같은 미네랄 화합물이 제산제로 쓰이는데, 위산과 만나면 염화마그네슘 혹은 염화알루미늄으로 바뀌어 다시 물과 반응한다. 바로 그 과정에서 중화가 일어난다. 불에 타는 듯한 통증은 금세 사라지고 하물며 가스도 생기지 않는다. 탄산칼슘 혹은 탄산마그네슘 등 탄산 화합물은 예외지만 그래도 탄산수소나트륨에 비해서는 확실히 가스가 덜하다. 염화알루미늄과 염화마그네슘은 함께 사용할 때가 많다. 간혹 전자는 가벼운 변비를, 후자는 설사를 유발하기 때문에 함께 사용하면 장을 통과하는 속도에 균형을 맞출 수 있다.

마갈드레이트^{Magaldrate}나 하이드로탈사이트^{Hydrotalcite} 등 결정체층 구조의 제산제도 있다. 이런 제산제는 표면적으로 접촉 가능한 마그네슘 혹은 알루미늄 분자만이 산과 반응하여, 산도가 높을수록 반응이 빠르다. 층상 구조가 완충 작용을 해서 단순한 구조의 제산제에서는 기대할 수 없는 점막 보호 효과까지 얻을 수 있다.

모든 제산제의 장점은 효과가 정말 빠르다는 것이다. 단점은 효력이 지속되는 시간이 매우 짧다. 위산 형성에는 어떤 영향도 미치지 못하기 때문에 지속 시간이 기껏해야 한두 시간이다. 그래서 어쩌다가 한 번씩 속 쓰림이 있을 때, 뭘 먹고 그렇게 됐는지를 정확하게 알 때 먹기 적당하다. 알약은 꼭꼭 씹어 먹고 현탁액은 한 번에 털어 넣어야 제산제가 위에 골고루 분포된다.

제산제는 오래 복용하기에는 적절하지 않은 약이다. 미네랄 화합물을 지속적으로, 고용량으로 섭취하는 것도 좋지 않다. 특히 신장 기능이 최상이 아닐 때는 조심해야 한다. 역류성 질환이 거듭 재발할 때는 양성자 펌프 억제제* 같은 효과가 좀더 센 약을 써야 한다.

마지막으로 덧붙이자면, 제산제에는 대부분 알루미늄이 포함되어 있다. 알루미늄 축적은 알츠하이머병 발생과 연관이 있다. 이것이 썩 내키지 않는다면 탄산칼슘과 탄산 알루미늄으로 바꿀 수 있다. 그리고 제산제가 몇몇 약 성분과 결합하면 장에서 혈액으로 흡수되지 않아 효과를 내지 않을 수도 있다. 다른 약을 복용할 때는 두 시간 간격을 두는 것이 좋다.

알긴산

내가 이 성분을 좋아하는 이유는 두 가지다. 첫째, 알긴산 Alginic acid 은 갈조류의 다시마 등에서 분리되는 점액 성분으로 식물성 원료다. 둘째, 이 성분은 증상 부위에 직접, 게다가 순전히 물리적으로 작용한다. 산도가 강한 위장에서 조밀한 거품을 생성해 위에 담긴 내용물을 마치 에어캡 같은 막으로 덮는다. 중성화는 일어나지 않고, 그 어떤 성분들끼리 어디서 결합하는 일도 없다. 단순히 산도가 높은 위 내용물이 식도로 솟구치는 것을 '에어캡'으로 차단할 뿐이다. 이는 속 쓰림에 정말 효과가 좋다. 나는 이 작용 기전을 절대적으로 신뢰한다. 시간이 지나면서 '에어캡'은 소화되어 사라진다.

제산제와 마찬가지로 알긴산도 효과가 빠르다. 작용 성분이 혈액을 따라 순환하지 않기 때문에 임산부에게도 적합하다. 한 가지 단점은 알긴산의 거품이 다른 약물과 결합할 수 있다는 것이다. 다른 약을 복용할 때는 두 시간 간격을 두는 것이 좋다.

양성자 펌프 억제제

이 화학 물질은 지금은 거의 쓰이지 않는 H_2 – 항히스타민제*를 거의 대체하다시피 했다. 오메프라졸^{Omeprazole} 혹은 판토프라졸^{Pantoprazole} 등의 작용 성분의 효과가 H_2 – 항히스타민제보다 훨씬 강하고 오래가기 때문이다.

이름에서 알 수 있듯, 이 약은 양성자 펌프를 억제한다. 양성자 펌프는 일반적인 개념의 펌프가 아니라 우리 위 점막의 세포벽 생체막에서 분비되는 효소다. 이 세포에서 위산이 형성된다. 이 효소는 산성 입자를 세포에서 위장으로 혹은 위장 내에 있는 음식물 덩어리로 이송한다. 오메프라졸이나 판토프라졸은 이 펌프 효소에 달라붙어 효소의 기능을 마비시킨다. 산성 입자를 다시 이송하려면 먼저 몸이 새로운 효소를 만들어내야 하는데 그러려면 시간이 필요하다. 양성자 펌프 억제제의 효과가 하루에서 사흘까지 유지되는 이유다.

아쉽게도 이 약은 제산제만큼 빨리 효과를 내지는 못한다. 목적지는 위지만 먼저 소화 과정을 모두 거치고 장을 통해 혈액으로 흡수된 다음에야 세포벽에 이를 수 있다. 또한 작용 성분이 산성에 약해서 위산에 파괴될 수 있다. 그래서 알약은 항상 위산에 버틸 수 있는 보호막으로 한 겹 더 덮여 있다. 알약은 식사 30분 전에 먹어야 하고 반으로 쪼개거나 절구에 갈아서는 안 된다. 음식물이 위를 천천히 통과할 때 같이 복용하면 약물이 위산 구간을 무사히 빠져나가지 못한다. 잘게 부서진 경우라면 더더욱 확률이 낮다.

양성자 펌프 억제제는 역류성 질환 치료에 혁명을 일으켰다. 이 약을 사용한 급성 식도염 환자의 80~95퍼센트가 4주 안에 완치되었다. 전에는 불가능하다고 여겨졌던 수치다. 2009년부터 효과가 뛰어나고 안정성이 입증된 오메프라졸과 판토프라졸은 하루 20mg 용량에 한해 일반 의약품으로 구입할 수 있게 되었다. 필요에 따라선 최대 14일치(캡슐 14개) 한 상자를 한 번에 살 수 있다.

이는 환자들에게 희소식이지만 위험도 따른다. 최대 복용 기간인 2주일을 지키는지 안 지키는지 감시할 사람이 없기 때문이다. 권장 용법과 무관하게 혼자서 장기간 이 약을 복용할 수도 있다. 실제로 많은 사람들이 그렇게 하고 있다. 하지만 양성자 펌프 억제제는 장기간 복용하면 위험하다. 위가 제대로 산성화되지 않으면 위의 살균 기능이 제대로 충족되지 못한다. 병원균에게 대문을 열어 주는 꼴이다. 비타민 B_{12}의 흡수는 물론 정상적으로는 위에서 시작되는 단백질 소화도 제한된다. 단백질은 산과 만나야 구조가 바뀌기 때문이다. 또한 많은 사람들이 양성자 펌프 억제제가 골다공증 혹은 골절의 위험을 증가시킨다고 말한다.

당연히 이 약을 먹는 사람들이 늘어날수록, 그 사람들이 점점 더 거리낌 없이 알약을 입안으로 털어 넣을수록 그 위험 또한 더 분명하게 알려져야 한다.

속 쓰림을 다스리는 방법

의사의 처방 없이도 속 쓰림이나 위산 과다를 다스리는 여러 가지 방법이 있다. 화학 약품 없이도 좋은 성과를 거둘 수 있다.

속 쓰림을 유발하는 약을 피한다

먼저, 현재 먹고 있는 약들을 되짚어 볼 것을 권한다. 천식 치료에 주로 쓰이는 테오필린Theophylline, 심장에 혈액을 공급하는 혈관이 좁아진 관상동맥 질환에 쓰이는 니트로Nitro 제제, 코르티손 등의 소염제, 아스피린 혹은 여타 비스테로이드성 소염제(1장 참조) 등은 속 쓰림을 완화할 수도 강화할 수도 있다. 때로는 이런 약을 피하기만 해도 속 쓰림이 낫는다.

조금씩 자주 먹는다

한 번에 많이 먹는 것보다는 조금씩 자주 먹는 것이 위와 식도 사이 괄약근의 압박을 줄이는 데 도움이 된다. 빨리 소화되어 금방 자리를 내 주는 음식일수록 좋다. 한마디로 너무 부담스럽게 먹지 말라는 것이다. 특히 저녁에는 매운 음식, 단 음식, 탄 음식은 덜 먹는 것이 좋다. 속 쓰림을 촉진하거나 점막을 자극하는 초콜릿, 양파, 효모 반죽, 커피도 덜 먹는 것이 좋다. 그리고 언제나 꼭꼭 씹어 먹자! 음식과 함께 넘어가는 침만으로도 위산을 어느 정도 중화할 수 있다.

잘 때 상체를 높게 둔다

위산이 솟구치는 것을 물리적으로 막는 방법이다. 똑바로 누우면 역류가 훨씬 일어나기 쉽다. 그래서 식사 후에는 바로 눕는 것보다 산책을 하는 편이 낫다. 밤에 누울 때는 왼쪽으로 눕는 게 좋다. 위 입구가 있는 오른쪽으로 누우면 위 내용물에게 식도로 올라오라고 초대장을 보내는 격이다.

긴장을 푼다

스트레스를 받으면 위산 분비가 많아진다. 그래서 속 쓰림은 자율 긴장 이완 훈련, 야콥슨식 근육 이완 훈련 혹은 마음 챙김 명상 등으로 해결할 수 있는 대표적인 질환이다. 급한 경우에는 아몬드 한두 개를 꼭꼭 씹어 삼키거나 저지방 우유 한 잔을 여러 번에 나누어 마시는 게 최고다.

둘 다 위산의 공격을 약화시킨다. 아몬드도 우유도 구할 수 없을 때는 물 한 잔을 마신다.

채식한다

2017년 미국에서 발표된 한 연구에 따르면 (고기는 거의 먹지 않고 유제품도 조금만, 대신 야채와 과일, 견과류와 정제하지 않은 곡물을 먹고 약알칼리성 물을 음료로 마시는) 채식 위주의 식사가 양성자 펌프 억제제보다 속 쓰림에 훨씬 효과적이다. 실험 참가자 중 확실히 증상이 호전된 비율이 채식한 그룹에서는 62.6퍼센트, 매일 양성자 펌프 억제제를 복용한 그룹에서는 54.1퍼센트로 치료보다 식단 개선 쪽이 훨씬 높았다.

아마씨를 먹는다

변비약으로 사용하는 아마씨를 속 쓰림에도 권한다. 물론 복용하는 데 노력을 많이 기울여야 한다. 먼저 자기 전에 점액 성분이 빠져나오도록 잘게 부순 아마씨 2~3스푼을 250~500ml의 물에 불려 둔다. 아침에 그것을 약간 끓여 면포에 거른다. 끈적끈적한 점액이 내려지면 보온병에 담아서 하루 종일 한 모금씩 여러 번 마신다(변비 때와는 복용법이 전혀 다르다는 걸 눈치 챘을 것이다).

양성자 펌프 억제제를 복용하는 사람이라면 누구나 이 방법을 시도해 볼 가치가 있다고 생각한다. 의사의 처방 없이도 당장 시작할 수 있는 방법이다. 점액은 갈라진 조직을 덮어 보호막 역할을 한다. 무엇보다 위에서 산을 중화하여 위산이 솟구칠 정도로 남아돌지 않도록 한다. 소염 작용과 경련 완화 작용을 하는 국화차와 함께 마시면 효과가 더 좋다.

반드시 지켜야 할 주의 사항

속 쓰림이 시작된 지 14일이 넘으면 더 이상 혼자서 치료해서는 안 된다. 그 기간 동안 점점 더 악화된 경우라면 말할 것도 없다. 음식을 삼킬 때 통증이 심하다면, 피를 토하거나 혈변이 보인다면, 갑자기 체중이 급감했다면 더 기다리지 말고 곧장 병원으로 가야 한다. 간 질환이나 신장 질환, 위궤양이나 십이지장 궤양이 있는 환자 모두에게도 같은 원칙이 적용된다.

나는 가슴 부위 통증을 단순 속 쓰림으로 생각했으나 알고 보니 심근 경색이었던 사례를 알고 있다. 속 쓰림은 결코 호흡 곤란을 유발하지 않고, 누웠다가 앉으면 한결 나아지는 특징이 있다. 그래도 혼동할 여지가 없진 않다. 그러니 갑자기 가슴에 통증이 생기면 무조건 의사에게 가자!

15

엉덩이
문제

치질은 누구에게나 있다. 치질이 생기는 조직은 인체에서 출구와 가장 가까운 부분에 붙어 있다. 그곳에서 항문이 확실히 닫혀 있게 하는, 엄청나게 중요한 역할을 한다. 이 조직이 부풀어 올라서 통증을 유발할 때 문제가 생긴다. 이를 두고 치질성 질환 혹은 치질이라고 부른다.

처음에는 치질이 그냥 몸 안에서만 일어나고 아주 가끔씩 출혈이 보일 뿐이다(1기). 그러나 좀더 커지면 배변을 할 때 밖으로 밀려 나왔다가 다시 들어간다(2기). 이때부터 피가 나고 따끔거리고 가려운 증상을 느낀다. 그리고 늦어도 3기부터는 좀더 아프고 지저분해진다. 치질 조직이 손으로 밀어 넣어야 들어가기 때문이다. 4기는 더 이상 밀어 넣어도 들어가지 않는다. 그 결과 용변을 볼 때 불편한 느낌이 들고 계속 이물감이 느껴진다. 게다가 자극을 받은 조직에는 습진이 생기거나 진물이 날 수도 있다.

아, 듣기만 해도 불쾌하지 않은가! 왜, 어째서, 무엇 때문에 이렇게 되는지를 확실히 아는 사람은 아무도 없다. 단, 치질에 걸리는 체질이 따로 있는 것만은 확실하다. 걸리는 사람은 걸리고 안 걸리는 사람은 안 걸린다. 하지만 변비나 설사, 변기에 오래 앉아 힘을 주는 습관, 스트레스, 오래 앉아 있는 습관과 과체중 등도 치질을 유발하는 요소다. 또 한 가지, 임신 중 특히 후기에는 많은 여성들이 치질에 걸린다.

모두 치질은 아니다?

하지만 여기서 분명히 짚고 넘어가야 할 사실은 치질 문제로 약국을 찾아온 사람들이 모두 치질 환자는 아니라는 점이다. 항문 가려움이나 통증을 유발하는 다른 요인도 많다. 항문 피부염일 수도 있고 구충으로 인한 질환일 수도 있다 (놀이터에서 모래 놀이를 하고서 손을 안 씻겠다고 버티는 아이들만 구충이 생기는 건 아니다!). 항문 주위에 정맥 혈전증이 생기면 갑자기 끔찍한 통증이 나타난다. 큰 섬유종도 이

물감을 유발할 수 있다. 하지만 이 모두를 구분하기 쉽지 않다. 대변에 혹은 속옷에 피가 묻어 나오면 어찌 됐든 의사에게 가야 한다. 사람들은 선홍색 피에 더 많이 놀란다. 빛에 반사되기 때문이다. 하지만 더 불길한 것은 장의 윗부분에서 흘러나온 검붉은 피다. 최악의 경우 대장암의 징표일 수도 있다.

치질이 생기면 어떻게 될까? 제대로 치료받지 않으면 병은 금세 1기에서 2기로, 2기에서 3기로 진행된다. 초기에 진단을 받는 것이 좋으며 그것은 병원을 가야지만 가능하다. 자가 치료는 1, 2기에만 가능하고 그것도 2주 이내로만 해야 한다. 3, 4기에도 약을 쓸 수는 있으나 경화 요법이나 수술과 병행할 때에만 의미가 있다. 독일에서는 매년 최대 5만 명이 치질 때문에 수술을 받는다. 그저 굳이 얘기하지 않을 뿐이다.

그렇다면 일반의약품인 연고, 좌약 그리고 좌욕은 어떤 역할을 할까? 그것만으로도 치질이 줄어들 것이라 기대하지는 않는 것이 좋다. 그런 것은 증명된 바가 없다. 하지만 앞으로 설명할 약들이 치질과 연관된 성가신 증상들을 줄이는 데는 도움을 줄 것이다. 그럼 증상별로 사용할 수 있는 약을 살펴보자.

가렵거나 따가울 때

이럴 경우 나는 항상 먼저 탄닌 제제를 권한다. 탄닌은 피부나 점막 표면의 단백질 입자를 응결시켜 보호층을 형성한다. 이를 통해 탄닌을 함유한 약품은 염증과 출혈을 억제하는 작용을 한다.

위치 하젤Witch Hazel을 주원료로 하는 연고나 좌욕제도 있고 떡갈나무(도토리나무) 성분의 완제의약품 혹은 추출물을 좌욕제로 쓸 수도 있다. 1회분씩 소분되어 판매되는 좌욕제 중에는 화학적으로 합성된 탄닌을 주성분으로 하는 것도 있다. 갈산 비스무트Bismuth Gallate도 탄닌 성분으로 이산화티타늄과 혼합한 연고에 많이 쓰인다. 이산화티타늄은 치약의 표백제 성분으로 분비물과 잘 섞이고 상처 치료를 촉진한다. 하지만 사람이 흡입할 가능성이 높고 다른 자연계 입자와도 연관 있어 사용을 둘러싼 논란이 있다.

그밖에 국화도 치료제로 생각해 볼 여지가 있다. 탄닌은 없지만 국화가 함유한 에센셜 오일과 플라보노이드는 염증 억제 부문에서는 강자다. 10L 물에 국화꽃 50g을 넣거나 추출물을 사용법에 따라 희석한 다음 좌욕을 하면 된다. 혹은 간단하게 완제의약품으로 나온 크림을 써도 된다.

통증이 심할 때

국소 마취제가 있다. 치과의가 본격적인 공사를 시작하기 전에 주사로 주입하는 약이다. 신경 세포에서 통증을 느끼는 감각을 둔화시키기 때문에 가려움과 따가움도 줄어든다. 예전에는 벤조카인이 가장 대중적이었으나 최근에는 리도카인이 많이 쓰인다. 알레르기 반응을 일으킬 가능성이 가장 낮기 때문이다. 다른 대표 약물로는 퀴니소카인Quinisocaine이 있고 전문의약품인 디부카인Dibucaine도 있다. 리도카인의 경우 연고, 좌약으로 시중에 나와 있다.

익숙하지 않은 제형이라고 껄끄럽게 여길 것은 없다. 치질은 바깥뿐 아니라 몸속에도 문제가 있기 마련이다. 그런데 보통 좌약을 집어넣으면 직장까지 곧장 들어가서 문제가 일어난 현장을 지나칠 때가 많다. 그러면 치질 조직과 거리가 멀어져서 약 성분이 아무런 효과도 내지 못한다. 약물이 정확한 장소에 흡수되도록 삽입 도구가 포함된 좌약이 개발된 이유다. 부위가 부위이다 보니 이상한 기분이 드는 것은 어쩔 수 없다.

연고를 도포기로 바르는 것도 대안이다. 그 또한 무섭게 느껴질 수 있다. '주입이 느껴질 때까지' 엉덩이로 밀어넣어야 하는 상황이 즐거울 리도 없다. 하지만 효과는 만점이다! 팁을 하나 주자면, 도포기 밖에 연고를 충분히 바르면 불쾌감을 줄일 수 있다. 그리고 구멍이 여러 면으로 나 있는 도포기를 몸속으로 밀어 넣은 다음 튜브로 된 손잡이를 누르고 살살 돌려서 연고가 골고루 도포되도록 하는 게 중요하다. 구멍이 끝부분에 하나만 나 있는 도포기는 튜브를 누르면서 천천히 밖으로 빼내야 연고가 환부에 잘 붙는다. 사용한 도구를 씻는 게 꺼림칙해서 바로 버리고 싶다면 일회용으로 나온 미니 튜브를 사용해도 좋다.

좌욕은 어떨까?

좌욕은 시대에 뒤떨어진 방법으로 여겨지곤 한다. 엉덩이를 내놓고 좌욕기에 앉아 있는 것은 굴욕적으로 느껴지고, 시간도 오래 걸린다. 이 방법으로는 어떤 성분도 몸속에 흡수시킬 수 없다. 그렇지만 나는 항문 관련 질환에는 좌욕을 강력히 추천한다. 좌욕 후에는 피부를 꼼꼼히 닦고 필요하다면 드라이어로 (당연히 냉풍으로) 말려도 된다. 그렇게 보송보송하고 깨끗하게 닦인 엉덩이 틈에 연고를 바르면 불쾌감이 한결 덜하다.

　변기 시트에 끼워서 사용하는 좌욕 비닐도 좋다(급하게 구해야 한다면 튼튼한 대형 비닐봉지도 괜찮다). 일반적으로 가정에 플라스틱 좌욕기나 변기에 탈부착하는 좌욕기가 언제나 구비되어 있는 것은 아니다. 하지만 치질 치료를 자주 해야 하는 사람이라면 좌욕기를 하나 마련하는 것도 괜찮다. 물론 비데가 있다면 가장 좋다. 유럽 남부 지역 화장실에는 대변을 본 후 바로 물로 씻도록 수도꼭지가 달린 도자기 변기가 하나 더 놓여 있다.

항문을 관리하는 세 가지 팁

충분한 수분 섭취

항문 치료에는 충분한 운동과 풍부한 식이 섬유 섭취가 뒤따라야 한다. 경우에 따라 차전자나 아마씨로 점액 성분을 보충해 준다. 물론 이 모두가 직접적으로 치질을 완화하지는 않지만 변비를 예방할 수는 있다. 그리고 치질 환자에게 지금 일어날 수 있는 최악의 상황은 화장실에서 용무를 보지 못하는 것이다. 변비가 있으면 힘을 많이 줘야 하는데 치질이 있을 때는 절대 그래서는 안 된다. 억지로 힘을 주지 않아도 변이 저절로 나오는 게 가장 좋다.

치질 방석 사용

치질 방석은 통증을 많이 덜어 주고 그 효과 또한 빠르다. 그 이유는 간단하다. 난리가 난 부위에 압력을 가하지 않으면서도 앉아 있을 수 있게 해 주기 때문이다. 장거리 비행을 할 때 목에 두르고 자는 목 베개를 임시방편으로 써도 된다. 고리 안쪽에 아이스팩을 넣으면 붓기가 줄어들거나 적어도 그런 기분을 느낄 수 있다. 가장 좋은 방법은 냉동실에서 꺼낸 즉시 사용하되 피부에 바로 닿지 않는 위치에 놓는 것이다.

물 세척

항문 질환에는 세척이 무엇보다 중요하다. 매우 간단하지만 효과가 좋다. 일반적으로 화장실 휴지만으로 엉덩이를 청결하게 관리하기란 쉽지 않다. 힘을 주어 닦아 내도, 여러 번 비벼도 잘 안 된다. 이미 상처가 난 피부 혹은 점막을 자꾸 비벼 대면 오히려 환부가 더 나빠질 뿐이다. 항문 섬유종에 염증이 생길 수도 있다. 항문 주변 피부에 돌기처럼 튀어나온 섬유종은 그 자체로는 아무 문제가 없으나 위생상의 문제가 생기면 치료를 받아야 한다. 그럴 땐 물티슈를 선택할 수 있지만 물티슈에 함유된 성분이 손상된 피부를 자극할 수 있어서 완벽한 해결책은 아니다. 효과 면에서도 물 세척과 비할 바가 못 된다. 그다음 중요한 일은 그 부위를 꼼꼼하고 세심하게 수건으로 말리는 것이다.

유 효 기 간 이 지 난 약 을 먹 어 도 될 까 ?

공교롭게도 당장 필요한 약의 유효 기간이 몇 달 전에 끝났다. 이 약을
지금 먹어도 약효가 있을까? 먹어도 괜찮을까?

1) 알약

처방전이 필요한 약은 절대 먹지 않는다. 그런 약은 먹기 전에 반드시
의사의 판단을 구할 만한 이유가 충분하다. 우연히 몇 년 전에 그 약을
받아 왔을 때와 증상이 비슷하다고 해도 마찬가지다. 알약과 관련해
나는 예외적인 경험을 한 적이 있다. 얼마 전 미국산 아스피린 알약 한
통을 누군가에게서 받았는데, 통을 열자마자 식초 냄새가 진동했다. 냄
새로 보아 성분 함량이 안정적으로 유지되지 않은 것이 분명해 보였다.
세월의 힘이 아세틸살리실산을 살리실과 초산으로 분리한 것이다. 냄새
가 나지 않더라도 색이 변했거나 알약이 물러진 경우에도 버려야 한다,
당장! 그리고 아이에게는 상태가 어떻든 유효 기간이 지난 약은 절대
먹이지 않는다!

2) 시럽, 크림 등 수분이 함유된 모든 약품

기한이 지나면 사용하지 않는다. 유효 기간이 아주 조금만 지나도 쓰지
않는다. 수분은 쉽게 상하고 그 과정에서 세균에 오염될 가능성이 크다.

개봉한 경우라면 지체 없이 쓰레기통으로 던져야 한다! 단, 자체 보존제 역할을 하는 알코올에 용해된 제형이라면 상태를 보고 판단할 여지가 있다.

3) 주사기, 습포, 붕대 등 일회용품

이런 제품에도 유효 기간은 있다. 무균 상태로 유지되는 기간이 정해져 있기 때문이다. 3년이 '넘은' 주사기라 할지라도 기침 시럽 5ml를 정확하게 측정하기 위한 용도로 쓰는 데는 아무런 지장이 없다. 하지만 주사기를 원래의 용도대로 쓴다면, 즉 액체를 곧바로 몸속으로 집어넣는 도구로 쓴다면, 나는 당연히 유효 기간을 준수할 것이다. 붕대도 마찬가지다. 유효 기간을 넘긴 무균 습포는 더 이상 무균인지 알 수가 없다. 실제로도 무균이 아닐 때가 많다.

4) 안약, 비강 스프레이

몸에 직접 접촉하여 주입하는 안약, 비강 스프레이는 외부의 균이 몸속으로 들어갈 수 있다. 개봉한 지 4주에서 6주가 넘었다면 사용하지 않는 것이 좋다. 개봉하는 순간 세균으로 인한 오염과 공기 중 산소와 반응하여 성분이 파괴되는 산화 작용이 일어난다. 그래서 나는 이런 약을 개봉했을 때 개봉한 날과 사용 가능한 기간을 적어 둔다. 개인적으로 처방받은 약이라면 약국에서 적어 준 사용 기간을 따른다.

약 보관할 때 주의 사항

약품을 욕실에 보관하면 안 된다. 다른 어떤 방보다 습하고 더운 욕실의 환경은 마치 스트레스 테스트 측정실과 같다. 그래서 포장이 꼼꼼히 된 약도 침실보다 욕실에서 더 잘 상한다. 녹여 먹는 기침감기약을 욕실에 오래 보관해 본 사람은 이미 경험으로 알고 있을 것이다. 얇은 비닐로 포장이 돼 있긴 하지만 시간이 지나면 습기가 배어들어 알약이 물렁물렁해진다. 설탕 성분이 수분을 빨아들이기 때문이다. 알루미늄 포장지가 아주 조금만 벗겨져도 알약은 플라스틱 칸에 찐득하게 눌러 붙은 채로 발견되기 십상이다.

그래서 나는 약을 보관하기에 가장 이상적인 공간은 침실 서랍장이라고 생각한다. 아이들 손에 잘 닿지 않고 온도는 낮으며 어둡다. 빛도 약의 성분을 파괴하는 요소 중 하나다. 빛을 피하기 위해서라도 약품은 원래 포장 그대로, 상자까지 다 함께 보관해야 한다.

16

아래가
따끔거리고
묵직하다면

방광염이다!

간혹 방광염을 모르고 사는 여성들이 있다. 부럽다. 방광염
은 대단히 짜증 나는 병이다. 통증이 어마어마하기 때문이
다. 그리고 무엇보다 당장 변기로 달려가야만 하는 순간을
대비해야 한다(의사들은 이를 '급박한 요의'라고 부른다). 아
랫배가 눌리고 쥐어짜듯 아프고 소변을 볼 때 따끔거리고
때로는 열도 난다.

　6주마다 한 번씩 방광염에 걸려서 '성생활'은 생각도
못하는 여성들도 있다(성관계를 많이 할수록 방광염에 자주

걸린다는 것은 사실이다). 이것만으로도 불편은 충분하다. 하지만 방광염을 잘못 치료하는 경우가 많은 현실이 이 상황을 더 불편하게 만든다.

병원을 찾아가 전형적인 증상을 설명하면 항생제가 포함된 처방을 받게 될 가능성이 높다. 일단은 세균으로 인한 요로 감염이 있을 수 있으니 맞는 처방이다. 대장균은 원래 장에서 평화롭게 살아야 한다. 그런데 이 작은 균들은 걸핏하면 요로로 넘어와서 방광까지 올라온다. 여성의 몸은 요로에서 몇 센티미터만 거슬러 올라가면 방광이다. 대장균이 방광으로 올라오면 말썽이 생긴다. 방광 벽은 침입자들과 결투를 벌이느라 부풀어 오르고 염증이 생긴다. 이것이 방광염이다.

다음 네 가지는 방광염 환자들이 알아야 할 중요한 정보다.

그냥 낫기도 한다

독일 비뇨기과 및 가정 의학과 협회가 내놓은 '급성 단순 방광염'에 대한 진료 지침에는 단순 방광염이 자연 치유되는 비율이 높다고 말한다. 30~50퍼센트는 일주일이 지나면 그냥 낫는다. 이 말은 즉, 방광염이 생겼다고 곧바로 항생제를 복용한 환자의 3분의 1에서 절반가량은 쓸데없이 약을 먹었다는 뜻이다. 그래서 초반에는 그냥 기다리거나 도움이 되는 차를 마시는 것도 나쁘지 않다. 수분을 많이 섭취하면 병원균이 씻겨 내려간다.

진통제가 도움이 된다

그동안 밝혀진 사실을 종합하면, 진통제만으로도 충분히 방광염을 이겨 낼 수 있다. 괴팅겐대학교에서 500여 명의 여성 환자를 대상으로 증상이 나타난 즉시 항생제(포스포마이신^{Fosfomycin})를 처방받은 집단과 진통제(이부프로펜)만 복용한 집단을 나누어 관찰했다. 진통제만 처방받은 그룹의 3분의 2가 더 이상 항생제를 필요로 하지 않았다. 일주일이 지나자 70퍼센트가 통증에서 완전히 해방되었다.

항생제를 복용한 사람들이라고 해서 회복 속도가 더 빠르지도 않았다. 그들 중 82퍼센트가 일주일 후에 통증에서 완전히 해방되었다. 여기서 항생제를 복용한 환자들이 처음 하루 이틀 동안 통증이 덜했다는 점은 분명히 밝혀 둔다. 그럼에도 불구하고 나는 이 연구 결과를, 방광염 초반에는 따뜻한 물주머니와 진통제 복용만 해도 괜찮다는 뜻이라고 해석한다. 하지만 혈뇨를 보거나 통증이 너무 강할 때, 발열이 동반되거나 신장 주변에 압박감이 느껴질 때는 무조건 의사를 찾아가야 한다. 그때는 항생제가 포함된 처방전을 받아 와야 한다.

식물성 약도 도움이 된다

서양고추냉이와 한련화 등 식물 성분 중에도 항생제가

있다(66쪽 참조). 이런 식물들이 함유한 겨자 오일은 세균들이 방광 점막에 들러붙어 있지 못하게 한다(방광염에 효과가 입증된 그 밖의 다른 약용 식물들에 대해서는 조금 있다가 설명하겠다). 단, 통증이 재발하거나 혹은 앞서 말한 증상들이 나타날 때는 식물성 약으로 해결할 수 없다. 그때는 의사에게 가야 한다.

코트림은 옛날 약이다

진통제와 순한 보조제가 항상 정답은 아니다. 하지만 항생제를 쓸 경우에도, 제발 코트리목사졸Cotrimoxazole만은 피하자. 지난 세기에 사용하던 약으로 불행히도 그때는 그 약을 아무런 거리낌 없이 썼다. 그 결과 지금은 대장균의 25퍼센트 가량이 이 혼합 제제에 내성을 갖게 되었다. '플록사신(-floxacin)'으로 끝나는 모든 약품에 해당하는 DNA 합성 억제제도 방광염 치료에는 큰 효과가 없는 것으로 나타났다. 근육 조직에 부작용을 일으켜 오히려 나쁠 수 있다. 페니실린과 암피실린Ampicillin에 대해서는 굳이 말하지 않겠다.

다양한 전문가들이 공동으로 작성한 단순 요로 감염에 대한 최근의 진료 지침에서는 포스포마이신, 니트로푸란토인Nitrofurantoin, 니트록솔린Nitroxoline, 피브메실리남Pivmecillinam, 트리메토프림Trimethoprim을 권장한다. 포스포마이신이 증상이 있을 때 한 번만 먹으면 된다는 굉장히 실용적인 복용법 때문에 제일 먼저 언급된 것은 아니다. 그저 알파벳 순서상 그렇게 됐을 뿐이다. 최근 들어 포스포마이신의 처방이 눈에 띄게 늘고 있다. 반면, 니트로푸란토인은 그간 큰 주목을 받지 못하다가 다른 성분에 비해 내성을 지닌 세균이 상대적으로 적다는 이유로 최근 들어 재조명되고 있다. 실제 연구에서 니트로푸란토인을 매일 100mg씩 3회, 닷새간 복용했을 때의 효과가 포스포마이신 3000mg을 한 번 먹었을 때보다 더 좋았다.

무증상 방광염도 있다

다음은 장년층 환자가 반드시 알아야 할 내용이다.

장년 여성의 경우 방광염에 걸려도 전형적인 증상이 나타나지 않을 때가 종종 있다. 아래가 묵직하거나 따끔거리는 느낌도 없다. 그래서 무증상 방광염은 2년에 한 번 받는 정기 검진에서 소변 검사를 통해 알려지게 되는 경우가 많다(이렇게라도 아는 것이 좋다). 오히려 장년층 환자를 괴롭히는 건 요실금이다.

그래서 비록 이 책이 중점적으로 다루는 주제는 아니지만 요실금에 대해서도 짚고 넘어가겠다. 먼저, 절대 생리대를 쓰지 말라고 당부하고 싶다. 생리대는 임시방편으로도 적절하지 않다. 일반적으로 생리대는 비닐층 위에 펄프를 얹은 구조이다. 반면 요실금 패드에는 아기 기저귀처럼 수분을 흡수하면 겔로 변하는 가루가 들어 있다. 세 살짜리 아이가 밤새 찼던 기저귀를 만져 본 사람이라면 그 겔이 얼마나 많은 소변을 흡수하는지를 알 것이다. 요실금 패드가 그렇게 얇고 보송보송할 수 있는 것도 다 그 겔 덕분이다.

두 번째는 당신의 문제를 주저 없이 의사와 상담하라고 당부하고 싶다. 여성이라면 자궁경부암 검사를 받으러 산부인과를 찾을 때가 좋은 기회다. 낮은 에스트로겐 수치가 요실금의 원인일 때도 있다. 케겔 운동을 하면 요실금이 상당 부분 호전되지만 이러한 상황에 유용한 약들도 많다. 하지만 모두 처방전이 필요한 약이니 먼저 의사의 진찰을 받아야 한다.

나는 하루에 몇 번이고 속옷을 갈아입어야 하는 사람에게는 먼저 세균 감염 검사를 통해 무증상 방광염이 아닌지 확인할 것을 권한다. 검사는 복잡하지 않다. 시험지에 소변을 묻혀서 나타난 색깔을 검사 분석지와 비교하면 된다. 백혈구 칸에 표시가 나타나면 염증이 있다는 신호다. 아질산염에도 양성 반응이 나오면 세균이 있다고 결론 내릴 수 있다. 무증상 방광염은 모두 이런 식으로 발견된다. 이렇게 치료를 받고 나면 요실금이 호전되는 경우도 많다. 항생제를 복용하고 싶지 않다면 일단 식물성 항생제를 시도해 볼 수 있다. 그중에서도 방광에서 항균 작용을 하는 우바우르시(곰들쭉)잎 성분의 의약품을 적극 추천한다.

방광염 치료 혹은 예방에 좋은 약용 식물

방광과 신장에 유익한 성분으로 만들어진 약차를 마시는 것은 그 자체로 방광염에 도움이 된다. 많이 마시면 병원균을 쉽게 배출할 수 있다. 다음 소개할 것들은 특히 방광에 좋은 약용 식물이다.

우바우르시잎

우바우르시잎은 비뇨 계통 살균제로 쓰인다. 우바우르시잎에 함유된 알부틴은 비뇨 계통 세균과 접촉하면 살균 작용을 하는 히드로퀴논을 방출한다. 참으로 똑똑한 성분이다! 하지만 주의할 점이 있다. 하이드로퀴논에는 유전형질을 파괴하는 속성이 있어서 의사의 지도 없이는 일 년에 5회 이상, 한 번에 일주일 이상 사용해서는 안 된다.

차로 마실 때는 말려서 잘게 썬 우바우르시잎 10~12g (1티스푼은 대략 3g)을 찬물 900ml에 넣어 6~12시간 동안 우린 다음 팔팔 끓인다. 보온병에 넣어 따뜻한 상태로 하루 종일 나누어 마신다. 성분이 찬물에 용해되면 위에 부담을 주지 않는다. 다양한 알약 제제도 출시되어 있다. 개인적으로는 나 역시 차보다는 먹기 쉬운 알약을 선호한다.

서양미역취

서양미역취는 이뇨제*다. 살균을 하는 게 아니라 이뇨 작용으로 요로를 씻어 낸다. 주성분은 플라보노이드, 사포닌, 탄닌, 에센셜 오일 등이다. 가벼운 경련을 완화하는 작용을 하고 소염과 진통 효과가 있다. 이뇨 작용을 하는 식물 성분을 알약으로 섭취할 때는 수분 섭취를 충분히 할 수 있도록 각별히 신경 써야 한다. 적어도 하루에 2L의 물을 마셔야 한다. 차로 마실 때는 말려서 잘게 썬 서양미역취 2티스푼을 끓는 물 150ml에 넣고 10분간 우려낸 다음 거른다. 하루 종일 한 잔씩 여러 번 마신다.

자작나무

이뇨 작용을 하는 약용 식물이다. 자작나뭇잎의 주성분은 플라보노이드, 탄닌, 에센셜 오일 등이다. 차로 마실 때는 말려서 중간 굵기로 썬 자작나뭇잎 1~2스푼을 끓는 물 150ml에 넣고 10분간 우려낸 다음 거른다. 하루에 여러 번, 따뜻하게 한 잔씩 마신다.

항생제를 먹을 때

방광염에 도움이 되는 차가 이렇게 많다. 하지만 일단 당신이 항생제를 먹기로 결정했다면 더 이상 차를 마셔서 방광을 씻어 내서는 안 된다는 점을 명심하자. 항생제가 오랫동안 방광에 머물러야 그 작용을 다할 수 있다.

앞서 설명한 이뇨 작용을 하는 약용 식물 외에도 러비지와 로즈메리, 센토리를 섞어서 사용하는 방법도 있다. 세 가지 모두 이 분야의 대표 주자들은 아니지만 이 세 가지 성분이 혼합된 사탕이나 시럽 제품은 요로 감염을 초기에 해결하거나 예방하는 데 도움이 될 때가 많다. 크랜베리^{Cranberry}와 월귤^{Cowberry}은 큰 효과를 기대하기 어렵다. 몇몇 소규모 연구에서 훌륭한 예방 효과가 증명되기도 했지만, 코크란 연합이 2012년 실시한 문헌 고찰에서는 정반대의 결과가 나왔다.

방광 감염이 줄어들도록 면역력을 높이는 것도 좋은 방법이다. 대장균의 일부를 활용해 소변 내 항체를 늘리는 유로박솜$^{Uro-vaxom}$ 등의 캡슐 약은 의사 처방으로 구할 수 있다. 이런 약이 실제로 얼마나 효과적인지를 둘러싼 논쟁은 여전히 진행 중이다. 하지만 나는 고생하는 많은 사람들에게 한 번 시도해 볼 것을 권한다.

Part 4.

피부 질환에 관한 약 상식

17

피부
가려움증부터
염증까지

피부는 우리 몸에서 가장 면적이 큰 기관이자 외부 세계와의 접점이다. 피부에는 그 사람의 컨디션이 고스란히 드러난다. 지난밤 푹 자지 못한 사람의 눈 밑에는 다크서클이 짙게 생기고 속이 불편한 사람은 얼굴이 창백해진다. 코감기에 걸리면 콧구멍 주변의 피부가 헐어서 발그스름하다. 피부와 몸 상태의 상관관계는 역방향으로도 작용한다. 가령 얼굴에 작은 뽀루지라도 나면 몸이 안 좋은 사람 취급을 받는다. 작은 뽀루지가 결코 사소하지 않은 중병의 단서가 될 가능성은 배제하고 하는 말이다. 누군가 얼굴에 작은 반창고를 붙이고 나타나면 그날 그 사람의 컨디션이 최고는 아닐 것이라고 짐작하게 된다.

약국에서 피부는 아주 큰 비중을 차지하는 주제다. 사람들은 피부에 뭔가 생기면 병원에 갈 엄두를 못 내고 한동안 지켜본다. 그리고 여러 약국을 전전한다.

피부과를 가야 할까?

사람들은 피부에 무언가가 나면 피부과를 찾아가야 할 문제인지, 아니면 그저 화장품으로 해결할 문제인지 헷갈려 한다. 그 대표적인 문제가 건성 피부다.

겨울이 되면 건조한 피부 때문에 고민하는 사람들이 늘어난다. 독일 성인 3분의 1이 건성 피부이며, 독일과 스위스에서 공동으로 진행한 학생 대상 연구에 따르면 나이가 들어가면서 건조함도 증가하는 것으로 나타났다. 한양로원에서 수집한 자료를 분석한 결과에서는 입주자의 99퍼센트가 피부가 건조하다고 느끼고 있었다. 이러한 문제는 대부분 화장품 쪽 이슈로 다루어진다.

건조함은 가려움과 따가움을 유발하고, 피부를 갈라지게 해 병원균이 비교적 쉽게 침투할 수 있는 환경을 만든다. 예를 들면 겨드랑이에 염증이 생기면 건선(까슬까슬하게 흰 버짐이 번지는 피부병)과 신경성 피부염으로 이어질 수도 있다. 건조한 피부는 금세 화장품에서 의료 쪽으로 옮겨 갈 수 있는 문제다.

그렇게 되지 않도록 일단 푸석푸석한 피부를 화장품으로 관리해 볼 수도 있다. 약까지 필요한 상황만은 오지 않길 바라면서. 이러한 희망은 약국에 피부 관련 상품들이 어마어마하게 많은 이유이기도 하다. 튜브에 담긴 로션과 단지에 담긴 크림, 의약품, 화장품 등 그 시장은 너무 커서 쉽게 파악하기조차 힘들다.

하지만 그중 다용도로 쓸 수 있고 효과가 뛰어나서 이 책에서 소개하고 싶은 성분은 네 가지에 불과하다. 다음에 소개할 내용을 메모해 두자. 피부 문제를 해결하기에 충분하다.

유레아: 효과적인 수분 공급 그 이상

약사들은 유레아Urea를 소변에서 처음 발견된 성분이라는 의미로 요소(尿素)라고 부른다. 그렇다고 굳이 소변을 떠올릴 필요는 없다.

유레아는 성분이 복잡하지 않으면서 뛰어난, 그래서 가성비가 아주 좋은 수분 공급제다. 이 고농도의 요소는 각질 용해 작용, 즉 피부의 가장 바깥 부분인 각질을 녹이는 일을 한다. 수분 공급과 각질 용해는 건조하고 각질이 일어나며 갈라지고 가려운 피부를 해결하는 데 중요하다. 그래서 세계보건기구는 유레아를 필수 의약품 목록에 올리기까지 했다.

유레아는 물을 끌어당기는 성분이다. 물과 요산이 한번 포접 화합물을 만들면 웬만해서는 다시 흩어지지 않는다. 이 보습 성분은 원래 피부의 외피층에서 저절로 생겨난다. 하지만 애석하게도 나이가 들면서 우리에게 필요한 만큼 많이 생기지 않는다. 신경성 피부염이나 건선 등으로 피부에 병이 들면 이 성분이 오히려 현저하게 줄어든다. 그래서 신경성 피부염에 걸린 피부는 얼기설기 주름이 잡히고 때로는 각질이 일어나서 비듬이 생기거나 붉어지기도 한다.

가려움증의 원인은 단지 수분 부족 혹은 보습 성분 부족일 때가 많다. 난방 기구로 건조해진 공기가 피부의 수분을 빼앗아 가는 겨울에는 젊고 건강한 피부여도 추가로 보습 성분이 필요하다. 그럴 때 유레아가 진가를 발휘한다. 일반적인 유레아 로션에는 요소가 2~3퍼센트, 크림에는 5~10퍼센트 함유되어 있다. 이러한 크림은 피부의 수분 손실(전문 용어로는 경피 수분 손실)을 줄이는 효과가 있다고 밝혀졌으며, 피부 표면에 가벼운 광을 내고 당김을 완화하는 효과가 있다. 모두 크림을 바르는 사람들이 기대하는 효과다.

요소 함유량이 10퍼센트 이상인 제품은 간지러움 완화에 효과가 있을 뿐만 아니라 비듬을 떼어 내는 데도 도움이 된다. 그래서 신경성 피부염이나 각화증으로 인한 소위 '닭살'을 치료하는 데 안성맞춤이다. 핸드크림에도 마찬가지로 5~10퍼센트, 발 각질 제거 크림에는 대부분 10~20퍼센트의 요소가 함유되어 있다. 각질을 유연하게 하고 발뒤꿈치 갈라짐을 예방하는 데 알맞은 농도다. 요소 농도가 40퍼센트 이상인 제품은 발톱 무좀이 생겼을 때 의사의 처방에 따라 사용한다. 이 다재다능한 성분의 가장 큰 장점은 인체에서 유래했기 때문에 알레르기나 부작용을 일으킬 가능성이 매우 낮다는 점이다.

건조한 피부에 유분과 수분 중 무엇이 좋을까?

둘 다 중요하다. 둘 중 하나가 빠지면 다른 하나도 소용이 없다. 건조한 피부를 관리하는 데는 수분 흡수가 중요하며 요소, 글리세롤, 히알루론산 등이 함유된 보습제가 모두 수분을 그 자리에 붙잡아 두는 역할을 한다. 하지만 건조한 피부의 가장 두드러진 특징은 수분 지질막의 균열이다. 자생적 지방질로 구성된 이 얇디얇은 막은 본래 피부 위에서 수분이 증발하는 것을 막는다. 가능한 많은 수분이 피부로 흡수되면 유분은 가능한 한 오랫동안 수분이 머무르도록 도와준다. 유분과 수분의 이상적인 관계다.

　건성 피부 진단 및 관리와 관련해 최근 발표된 피부과

전문의들의 의견서에 따르면, 피부가 건조할수록 유분 함량을 높이는 관리법을 선택해야 한다. 가장 좋은 것은 오일 성분 원료에 아주 작은 물방울을 떨어뜨려서 골고루 섞은 수중 유형$^{water in oil}$ 에멀션이다. 물에 오일을 섞은 것$^{oil in water}$보다 더 많은 유분을 공급하는 방법이다.

이런 크림이나 로션에 어떤 작용 성분을 첨가할 것인지는 중점적으로 해결할 문제가 무엇인지에 따라 달라진다. 각질이 일어나는 피부가 고민이라면 유레아를, 갈라지는 피부가 고민이라면 유레아와 덱스판테놀을 섞는다. 피부과 전문의들은 붉어진 피부에는 리코칼콘 A$^{Licochalcone A}$를, 가려운 피부에는 가벼운 국소 마취 효과를 내는 폴리도카^{Polidocanol}놀을 추천한다. 의견서 작성자들은 "유레아는 피부 건조증에 우수한 효과가 입증된 탁월한 성분"이라고 말한다. 그들은 유레아의 효과를 높이는 한 가지 팁으로 세라마이드^{Ceramide}(표피 각질층의 지질막 성분)와 함께 사용할 것을 권한다.

아름다움의 문제만이 아니다

건조한 피부는 비단 아름다움의 문제만은 아니다. 건조한 피부는 건조하지 않은 피부보다 연약해서 더 잘 긁히고, 미세한 균열이 많아서 병원균도 더 잘 생긴다. 그래서 피부가 건조한 사람은 주변에 먼지가 풀썩이면 그 즉시 티셔츠를 벗어 털고 밝은 불빛 아래에서 옷에 먼지가 붙어 있지 않은지를 꼼꼼히 살펴야 한다. 그리고 매일 아침저녁으로 크림을 발라야 한다. 피부는 하루 이틀 만에 변하지 않는다. 몇 주간 꾸준히 크림을 바르는 것이 좋다.

피부가 건조한 사람들에게 당부할 다른 한 가지는 가급적 덜 씻으라는 것이다. 특히 지질막을 씻어 내는 비누를 사용하면 우리 피부에 소중한 보습제를 말끔히 벗겨 낸다. 마치 접시에 묻은 양념을 주방 세제로 닦는 것과 같다. 그러니 샤워는 되도록 가끔, 가능한 한 짧게 하고 무엇보다 차가운 물로 씻어야 한다. 물이 뜨거울수록 더 많은 지방질이 소실된다. 그리고 알코올이 함유된 토너를 피하자. 알코올은 수분 지질막에 엄청난 부담을 준다.

비판텐: 지속적으로 사용 가능한 피부치료제

내게는 1970년대에 캘리포니아로 이주한 이모가 있다. 그 이모는 독일에 올 때마다 반드시 거대한 튜브에 든 비판텐Bepanthen을 사면서 말했다. "나는 이걸 온몸에 바른다."

따가울 때, 간지러울 때, 각질이 일어날 때, 피부가 자극받았을 때, 입술이 건조할 때, 그리고 물론 쓸리거나 베이거나 긁힌 상처에도 바른다고, 그러면 흉터 없이 더 빨리 낫는다고 이모는 말했다.

　그렇다. 비판텐의 덱스판테놀 성분이 상처 치료를 돕는다는 사실은 과학적으로 증명된 사실이다. 덱스판테놀은 재상피화, 즉 피부 세포의 재생을 촉진한다. 인위적으로 상처를 낸 피부 샘플과 비교한 연구에서 덱스판테놀 성분이 작용할 때 상처가 더 빨리 봉합된다는 사실이 입증되었다. 구체적으로 어떤 작용이 일어나는지에 관한 연구는 여전히 진행 중이다. 지금까지 밝혀진 사실에 따르면, 비판텐을 사용하면 세포가 특정 효소와 전달 물질을 더 많이 생산하는 반면, 상처 회복에 장애가 생기면 늘어나는 단백질인 서라이어신Psoriasin은 더 적게 생산한다.

　덱스판테놀 성분은 다양한 상표의 수많은 연고, 크림, 로션, 립글로스, 비강 스프레이에 함유되어 있다. 하지만 지금도 덱스판테놀 성분 혹은 비판텐이 모든 피부 문제의 정답이라고 말할 수 있을까?

비판텐은 만능 약이 아니다

당연하다. 먼저 건조한 피부에는 앞서 언급한 유레아처럼 더 좋은 수분 공급제가 있다. 그리고 가려움증이나 피부 자극의 원인이 곰팡이일 때 비판텐은 아무 도움이 되지 않는다. 그럴 때는 곰팡이를 억제할 수 있는 약을 의사에게 처방받는 것이 좋다. 그리고 긁힌 상처라면 피부가 아물기 전에 먼저 깨끗하게 소독해야 한다. 물로 씻어 낸 다음 옥테니딘과 폴리헥사나이드 성분이 든 소독 크림이나 포비돈 아이오딘Povidone Iodine용액을 쓰는 것이 좋다. 자극을 받은 피부도 역시 연고로 가라앉힐 필요가 있다. 그럴 때는 탄닌이 제격이다. 화학 합성물이든 위치 하젤이나 참나무 껍질에서 추출한 식물 성분이든 상관없다. 탄닌은 피부 외피층에 스며들어 자극을 진정시키고 염증을 억제하고 상처가 아물도록 도와주는 작용을 한다. 치료용 흙도 피부 진정에 도움이 된다. 아무것도 없을 때는 코르티손을 발라도 괜찮다. 아무리 다재다능한 비판텐이라 하더라도 '하나로 모든 것을 해결!'하기에는 한계가 있다.

치료용 흙: 흡수력이 강한 슈퍼 가루

나는 아들 덕분에 뒤늦게 치료용 흙을 알게 되었다. 아들이 어렸을 때 엄지발톱에는 염증이, 손톱 아래에는 발진이 생겼다. 이제 막 태어난 아이에게 약을 쓰고 싶지 않았다. 그때 산후 돌보미가 치료용 흙을 권했다. 그 이후 나는 피부 트러블은 물론 몸속에서 일어난 문제에도 이 가루의 효용을 확신하게 되었다.

클레이 혹은 용암 흙이라고도 불리는 치료용 흙은 진

짜 흙이 아니라 빙하기에 만들어진 돌먼지다. 그래서 집 마당의 흙과는 달리 치료용 흙에는, 미생물이 득실대지 않는다. 치료용 흙에 미생물이 많다면 조금만 피부에 남아도 큰 문제를 일으킬 것이다. 치료용 흙의 가장 중요하고 핵심적인 특성 때문이다.

이 흙은 부피에 비해 면적이 엄청나게 크다. 치료용 흙 한 스푼의 면적은 $100m^2$다. 이러한 구조 덕분에 치료용 흙은 압도적인 모세관 힘을 자랑한다. 마치 압지처럼 액체와 수분을 빨아들인다. 모든 종류의 오염 물질도 금세 건조시킨다. 이는 치료용 흙이 쉽사리 부패하지 않고 다양한 작용을 할 수 있는 비결이다. 치료용 흙은 상처에서 나온 분비물, 피부 유분과 더불어 피부에 있는 병원균도 빨아들인다.

머리를 감는 데도 제격이다. 그냥 물에 적셔서 머리에 바른 다음 물로 헹궈 내면 된다. 뽀루지가 난 곳이나 염증 부위에는 찐득한 흙을 바르고 굳어서 떨어질 때까지 기다린다. 치료용 흙에는 피부 진정과 염증 억제 효과가 있어서 주사[Rosacea](코와 뺨 등 얼굴이 붉어지는 만성 충혈성 질환)나 농진으로 붉어진 피부도 팩을 하고 나면 뽀얘진다. 여기엔 특이한 구조도 중요한 역할을 한다. 치료용 흙은 모든 것을 빨아들이지만 동시에 흙에 함유된 미네랄 이온을 피부로 방출한다.

나는 얼굴에 거슬리는 뽀루지가 생기면 여지없이 치료용 흙을 붙인다. 그렇게 집 안을 돌아다니다가 택배 기사가 문을 두드리면 얼굴에 흙을 붙인 채 문을 연 적도 많다. 흙 대신 얇은 습윤 밴드인 하이드로콜로이드 여드름 패치를 써도 좋다. 이 패치의 작용 원리는 다음 장에서 설명할 헤르페스 패치와 같다. 패치의 겔층이 유분과 분비물을 흡수하여 밤새 뾰루지를 가라앉게 한다는 점에서는 치료용 흙과 비슷하다. 패치는 상처 치료를 촉진하는 역할도 한다. 초대형 뾰루지 참사를 감추고 외출해야 할 때는 치료용 흙보다는 패치를 붙이는 것이 한결 나은 방법이다.

코르티손: 염증, 습진, 화상, 가려움증에 효과 있는 멀티플레이어

90년대 중반 나는 친구 잔드라와 베를린에서 인턴 약사로 일했다. 갓 대학을 졸업한 터라 자다가 깨서도 코르티손의 구조식을 몇 초 안에 그릴 수 있었다. 잔드라에게는 쉬는 날 다른 약국을 찾아가는 이상한 취미가 있었다. 그리고 약사가 판매대 위로 비강 스프레이, 밴드, 상처 연고 등을 내밀 때마다 눈을 크게 뜨고 앙칼진 목소리로 이렇게 묻곤 했다. "여기에 코르티손이 들어 있나요?"

당연히 그녀는 답을 알고 있었지만 질문을 받은 상대를 짜증 나게 혹은 낙담하게 만드는 데서 쾌감을 느꼈다. 그 질문에 약사가 짜증을 내는 이유는, 코르티손은 억울하다 싶을 정도로 논란이 많은 약이기 때문이다. 이 잠재력이 뛰어난 약물(정확히 말하면 글루코코르티코이드^{Glucocorticoid}라고 불리는 약 성분 일체)은 수많은 목숨을 구했고 알레르기 환자들이 일상을 회복하는 데 엄청난 도움을 주었다. 하지만 다소 무분별하게 사용된다는 문제가 있었다. 코르티손 얘기를 꺼내면 약사들이 낙담하게 되는 이유도 그 약 성분 얘기만 나오면 정상적이던 상담이 자꾸 곁길로 새기 때문이다. 몇 년 전 코르티손이 최소 국부 사용에 한해서는 자가 처방이 가능한 일반의약품으로 분류되면서 이러한 상황이 더욱 심각해졌다.

여기서 알아야 할 사실이 있다. 연고나 로션은 코르티손을 알약으로 먹거나 주사로 맞는 것과는 전혀 다르다는 점이다. 크림, 로션 혹은 스프레이를 통해 혈액에까지 도달하는 성분의 양은 미미하다. 고용량의 알약이나 주사로 인한 부작용과는 비교할 수 없을 정도로 미미하다. 알약이나 주사를 장기적으로 투여했을 경우에 일어날 수 있는 부작용으로는 감염, 근육 약화, 골다공증, (복부 중심의) 체중 증가 그리고 가장 널리 알려진 '달덩이 얼굴'이 있다. 모두 글루코코르티코이드가 부신 피질에서 형성되는 인체 유래 스트레스 호르몬인 코르티솔을 모방하기 때문에 생겨난 것들이다. 이 호르몬은 면역계 작용을 전면 중지시키고 모든 종류의 염증을 아주 효과적으로 억제한다. 하지만 그 밖에도 몸 이곳저곳에서 다양하고 중요한 임무를 담당하는 데, 바로 그 지점에서 부작용이 나타난다.

일반의약품으로 살 수 있는 코르티손 약에는 어떤 것들이 있을까?

코점막에 염증이 생겼을 때 뿌리는 비강 스프레이를 비롯해 크림과 피부용 스프레이에도 하이드로코르티손 성분이 들어 있다. 이런 것들은 약효가 순한 코르티코이드다. 일반의약품인 이런 제품들에는 100g당 하이드로코르티손이 최대 0.5g 농도로 섞여 있다(하이드로코르티손 함량이 0.5g인 일반의약품은 30g까지, 0.25g인 일반의약품은 50g까지 판매가 허용된다). 전부 최장 2주를 넘지 않는 선에서 바르는 약으로만, 햇볕에 의한 화상이나 습진 등 '정도가 심하지 않은 염증성, 알레르기성 혹은 가려움을 동반한 피부 질환'에 사용된다. 처방전이 없을 경우 튜브나 병만이 아니라 사용 설명서가 동봉된 상자를 함께 제공하는 조건으로만 판매가 가능하다. 그리고 성인과 만 6세 이상 어린이에게만 사용할 수 있다.

마지막으로 코르티손 사용자들이 반드시 지켜야 할 사항을 짚고 가겠다. 사용한 지 14일이 넘었는데도 피부 문제가 나아지지 않고 그대로라면 계속 크림만 바르지 말고 피부과 전문의를 찾아가야 한다. 일반의약품과는 비교도 안 되게 효과가 센 코르티코이드 성분 전문의약품이 있기 때문이다. 어쩌다 햇볕에 화상을 입었을 때 코르티손 크림을 꺼려할 필요는 없다. 피부 위축을 두려워 할 필요도 없다. 피부가 얇아지는 무서운 부작용은 코르티손 크림을 고용량으로, 장기간 사용했을 때 일어난다. 그럴 때는 통증 부위를 효과적으로 치료할 수 있는 일반의약품이 있다는 사실을 그저 반갑게 받아들이면 된다.

18

햇빛에 입은
화상도
위험하다!

많은 이들이 화상 정도야 처치법을 잘 알고 있다고 생각한
다. 그럼에도 불구하고 막상 화상을 입거나 그 증상이 점점
더 심해지면, 혹은 내가 아니라 아이가 화상을 입으면 당황
해하며 어찌할 줄 모른다!

오리배나 카약을 타다 보면 오랜 시간 강한 햇빛에 노
출되어 화상을 입을 수 있다. 그래서 기온이 너무 높은 날
에는 화상을 입지 않도록, 화상을 입더라도 바로 조치를
취할 수 있도록 너무 오래 돌아다니지 않는 것이 최선이
다. 나는 피부에 수상쩍은 붉은색이 돌기 시작하면 다음
과 같이 처치한다.

응급조치에는 애프터 선 로션

애프터 선 로션은 물에 오일을 섞은 가벼운 제형이나 수분이 많이 함유된 겔에 피부를 시원하게 하고 진정시키는 덱스판테놀 등의 피부 보호 성분이 섞여 있다. 여기서는 특별히 알로에잎에서 추출한 겔을 언급하고 싶다. 피부를 시원하게 식혀주는 최상급의 자연 유래 성분 보습제다.

화상을 입은 부위에 애프터 선 로션을 골고루 끊임없이 바른다. 냉장 보관하면 성분을 오래, 신선하게 유지할수 있다. 이런 제품이 수중에 없다면 행주나 티셔츠를 물에 적셔 가볍게 짠 다음 화상 부위에 올려 둔다. 치료라고 할수는 없지만 열을 식힐 수 있다.

후속 조치에는 홍차, 커드, 요구르트

그래도 피부가 여전히 붉은색이라면 순한 방법을 써 보자. 내가 좋아하는 방법은 아침에 마시고 난 홍차 찌꺼기를 화상 부위에 넓게 펴 바르는 것이다. 홍차에 함유된 탄닌이 피부 가장 바깥층을 조금씩 수축시켜 염증을 완화하고 회복을 촉진한다. 햇볕이 쨍쨍한 날은 아침에 쓰고 남은 티백을 미리 냉장고에 넣어 둔다. 그리고 해수욕이 끝난 다음 잘 갈라지는 부위(주로 볼이나 콧등)를 티백으로 눌러 준다.

커드도 좋다. 우유 단백질인 카세인^{Casein} 성분이 열을 식히고 염증을 완화한다. 잘 스며들도록 충분히 문지르자. 커드가 피부에 들러붙어 떼어낼 때 고생하지 않으려면 습포나 아주 얇은 수건을 깔고 그 위에 0.5cm 정도 두께로 발라서 커드와 피부 사이에 성분막이 생길 공간을 만들어야 한다.

요구르트도 효과가 비슷하지만 커드보다 농도가 묽은 탓에 처치 전후로 지저분해진다는 단점이 있다(농도가 되직한 그리스 요구르트는 예외다).

마지막 출구는 코르티손과 진통제

지금까지 말한 것들이 모두 소용없다면? 여러 방법이 실패하고 이미 신경이 곤두서 있는 상태라면 코르티손을 쓸 것이다. 일반의약품으로 살 수 있는 크림, 로션, 스프레이에는 하이드로코르티손이 최대 0.5퍼센트 함유되어 있다. 나는 그 정도로도 충분한 효과를 경험한 적이 있다.

그리고 너무 불편하고 통증이 심할 때는 이부프로펜을 최대 400mg까지 먹는다. 이부프로펜은 통증을 완화할 뿐만 아니라 염증도 억제한다. '일광욕 의자에 앉아 잠깐만 졸아야지' 마음먹은 사람이 뜨거운 햇빛 아래에서 잠이 들

어 피부에 화상을 입었다면 화상 증세가 더 심해지기 전
에 먼저 진통제를 먹어 두는 것도 좋은 방법이다.

19 헤르페스는 어떻게 치료할까?

입술에 생기는 헤르페스의 주원인인 헤르페스 제1형 바이러스는 얼굴 신경의 신경절을 거처로 삼는다. 바이러스는 거기서 재빨리 입술로 번져서 많은 문제를 일으킨다. 하지만 어떨 때는 평생토록 그곳에 조용히 머무른다. 헤르페스가 점잖게 굴지 아니면 망나니처럼 굴지는 다른 많은 것들과 마찬가지로 유전적인 요인에 의해 결정될 때가 많다.

사나운 바이러스에 장악당한 쪽이라면 유발 인자가 그 맹수를 흔들어 깨우는 순간을 알아챌 수 있다. 추위, 일광욕, 불쾌한 기분만으로도 맹수는 눈을 뜬다. 혹은 스트레스, 감정적 소진, 열, 날씨 변화, 혹은 생리로 인한 호르몬

변화에도 그렇게 된다. 진행 과정은 이렇다. 먼저 입술에 뾰루지나 가려움 혹은 그냥 이상한 기분이 느껴진다. 다음 날이면 물이 빵빵하게 들어찬 수포가 생긴다. 며칠 지나 수 포가 터지고 생긴 상처는 건드리기만 해도 아프다가 딱지 가 앉으면 며칠 안에 아문다.

수포가 커지거나 만지지 않아도 아프다면?

입술 주위는 무척이나 통증에 민감하다. 더군다나 헤르페 스에 심하게 감염되어 수포가 액체로 가득 찼을 때는 말할 것도 없다. 그럴 때는 (나중에 설명할) 눈을 보호하기 위해 서라도 매우 조심스럽게 다뤄야 한다. 나는 따끔거리기 시 작할 때부터가 이미 최악이라고 생각한다. 조만간 얼굴에 뭐 하나 나겠구나 정확하게 예감하게 하는 순간의 기분이 란 목이 따끔거리기 시작해 감기가 몰려오리라는 것을 알 게 되는 순간과 같다. 혹은 편두통을 알리는 어떤 분위기를 감지한 순간이라든가. 한마디로 완전히 불쾌하다.

헤르페스의 좋은 점은 단 한 가지, 눈에 보이기 전에 어 떤 조치를 취할 수 있다는 것이다. 조짐이 나타나는 순간 항바이러스성 수단을 탑재한 크림을 바른다면, 대응이 빠 를수록 더 좋은 효과를 얻을 수 있다.

가장 흔히 쓰이는 아시클로버와 펜시클로버

두 성분 모두 바이러스 유전질에 뉴클레오시드^{Nucleoside}인 것처럼 위장하고 들어가서 헤르페스바이러스 증식을 방해하거나 차단하는 바이러스 억제제*다. 일부 연구는 아시클로버보다 펜시클로버를 사용했을 때 통증이 완화되기까지 걸리는 시간이 훨씬 단축될 수 있다고 말한다. 하지만 개인적으로 두 성분의 차이를 실감한 적은 없다.

최근 들어 아시클로버와 하이드로코르티손이 혼합된 약을 일반의약품으로 구매할 수 있게 되었다. 나는 혼합 제제가 아시클로버 단독 제제보다 효과가 좋을 것이라고 예상한다. 미국의 한 연구에서는 입술에 가려움을 느끼는 환자 2,400명 이상에게 플라세보와 아시클로버, 그리고 아시클로버와 하이드로코르티손의 혼합 제제를 처방했다. 그 결과 플라세보를 먹은 환자 100명 중 26명에게 수포가 생기지 않았고 특별한 작용 성분이 없어도 수월하게 넘어갈 수 있다는 사실이 밝혀졌다. 아시클로버 단독 제제를 먹은 환자의 35퍼센트, 혼합 제제를 먹은 환자의 42퍼센트가 수포가 생기지 않았다. 기존의 여러 실험을 분석한 다른 연구에 따르면 혼합 제제를 쓴다고 해서 헤르페스가 더 빨리 지나가는 건 아니라고 한다.

독자들 중 헤르페스 수포로 고생해 보지 않은 사람은 무심히 읽어 가고 있을 것이다. 이 모든 것을 남 일 같이 생각한다고 해도 충분히 이해한다.

바이러스 증식을 억제하는 도코산올

도코산올[Docosanol]은 바이러스막이 이제 막 감염된 세포막과 융합하는 것을 막는다. 도코산올이 염증 억제 작용도 한다고는 하지만 개인적으로는 앞서 언급한 성분들과 큰 차이가 없다고 생각한다. 가능한 한 빨리, 그리고 자주 크림을 발라야 하는 용법뿐만 아니라 효과 면에서도 별 차이가 없다. 완치되기까지 걸리는 기간이 조금 짧다는 것이 장점이지만 그마저도 아시클로버가 4.9일, 도코산올이 4.3일이다. 겨우 0.6일 차이일 뿐이다.

식물 성분의 레몬밤(멜리사)

화학 약품을 대신해 쓸 수 있는 식물 성분으로는 항바이러스성이 입증된 레몬밤이 있다. 여기서도 '일찍 일어나는 새가 벌레를 잡아 먹는다'는 원칙은 통한다. 레몬밤 추출물을 함유한 헤르페스 연고가 이미 오래전에 나왔지만, 그보다 훨씬 더 전부터 자연 유래 성분을 선호하는 사람들은 이 식물을 사용해 왔다. 하지만 최근 들어서는 꼭 식물 성분의 약을 고집하는 경우가 아니어도 보편적으로 레몬밤을 선호한다.

2008년 하이델베르크대학교가 진행한 연구의 영향도 있을 것이다. 이 연구에 따르면, 레몬밤 오일(레몬밤 혹은 레몬밤에서 추출한 에센셜 오일)은 세포가 감염되기 직전에 바이러스를 차단함으로써 헤르페스바이러스에 의한 세포의 감염을 97퍼센트 이상 감소시킨다. 언뜻 듣기에는 굉장하지만 이것이 구체적으로 입술 감염에 어떤 역할을 하는지는 아직 밝혀지지 않았다.

희석되지 않은 레몬밤 오일을 바로 헤르페스에 발라서는 절대 안 된다! 그 어떤 에센셜 오일도 희석하지 않은 채로 사용해서는 안 된다. 피부를 자극할 수 있다. 진하게 우린 레몬밤차를 식혔다가 헤르페스에 바르는 것은 괜찮다. 혹은 레몬밤잎을 올리브 오일에 담가서 며칠 우려 낸 추출물도 좋다. 하지만 두 방법 모두 충분한 작용 성분이 입술까지 전달되는지 알 수 없기 때문에 그냥 완제의약품을 쓰는 편이 낫다.

또 한 가지, 레몬밤과 냄새가 비슷한 레몬그라스에 함유된 에센셜 오일은 성분이 전혀 다르다. 레몬그라스를 발랐더니 헤르페스에 진전이 있더라는 후기는 우연의 일치일 뿐이다. 인터넷에서 레몬밤 오일을 구할 때 그게 정말 레몬밤에서 추출한 것인지를 확인하려면 정신을 바짝 차려야 한다.

아연

헤르페스에 아연 성분의 약도 추천할 만하다. 아연은 수렴 작용, 진정 작용, 상처 치료의 촉진 작용을 한다. 황화아연은 경미한 항바이러스 작용도 한다. 아연의 작용 기제가 즉각적으로 효과를 내지는 않는다. 모든 연고가 입술 헤르페스를 조금씩은 진정시키는데 아연이 함유된 연고도 마찬가지다. 아연 연고는 입술 위를 하얗게 덮어 보기에 썩 근사하진 않지만 자외선이 뚫고 들어오지 못하게 한다는 장점이 있다. 자외선 차단은 입술 헤르페스를 치료하는 데 큰 도움이 된다.

헤르페스 패치도 있다

옛날에는 헤르페스로 고생하는 손님들에게 권할 수 있는 약이라곤 작은 튜브에 든 항바이러스성 연고뿐이었다. 하지만 세상은 바뀌었고 특히 헤르페스 환자들에게 더 나은 세상이 되었다. 몇 년 전 헤르페스 패치라는 게 출시된 덕분이다.

이 얇디얇은 합성수지를 헤르페스 위에 덮으면 상처가 촉촉하게 유지된다. 상처는 말랐을 때보다 촉촉할 때 더 빨리 낫는다. 상처가 낫는 데 필요한 특정 피부 세포가 고온

다습한 환경에서 더 잘 증식하기 때문이다. 패치 안에서 겔을 형성하는 하이드로콜로이드 기술이 습한 환경에서 상처가 낫는 것을 돕는다.

헤르페스 패치는 특히 밤에 큰 도움이 된다. 자는 동안 상처에 딱지가 생기는 것을, 그리고 잠결에 딱지를 거칠게 떼어 내는 상황을 막을 수 있다. 상처의 딱지를 거칠게 떼어내면 낫기까지 시간이 훨씬 오래 걸린다. 비록 연구 결과를 통해 특별히 증명되지는 않았지만 헤르페스 패치를 붙임으로써 좀더 빨리 낫도록 조치를 취했다는 생각이 들어 마음이 편해질 것이다.

헤르페스 패치와 아시클로버 크림을 비교한 한 연구에서는 아시클로버가 질병의 지속 기간을 단축시키는 것으로 나타났지만, 11퍼센트로 그리 큰 차이는 아니다. 그리고 패치 사용자들은 가려움과 따가움을 덜 느끼는 것으로 나타났다.

따라서 둘 다를 병행하는 것이 합리적이다. 먼저 앞에서 언급한 작용 성분 중 하나를 골라 항바이러스성 제제를 바른다. 그리고 상처 치유 단계를 충분히 거친 셋째 날부터 패치를 붙인다. 연고와 패치를 동시에 쓰면 연고 때문에 패치가 피부에 제대로 붙어 있지 않아 의미가 없어진다. 패치가 입술에 잘 붙어 있지 않으면 침을 삼키거나 식사를 하거나 음료를 마실 때 자꾸만 수분과 접촉하게 되어 잘 떨어진다.

개인적으로는 패치에는 아무런 약 성분을 첨가하지 말고 그저 습윤 작용만 하도록 하는 것이 좋다고 생각한다. 헤르페스 패치는 상처를 덮는 것만으로 충분하다. 보기에 나을 뿐 아니라 전염성이 강한 수포의 내용물을 덮어 둘 수 있어서 좋다. 패치를 붙이면 확실히 눈에도 덜 띈다.

헤르페스를 억제하는 보조 식품

1960년대 연구 결과에 따르면 아미노산이 헤르페스의 발병을 방해하고 증상을 완화한다. 아미노산 중에서도 아르기닌^{Arginine}을 충분히 공급하자 헤르페스바이러스가 증식했고, 리신^{Lysine}을 공급하자 헤르페스바이러스가 감소했다. 그 결과 리신을 헤르페스를 억제하는 보조 식품으로 사용하게 되었다.

하지만 정말 이것이 도움이 된다고 단정하기는 어렵다. 2015년 코크란 연합이 방대한 연구를 분석한 결과에 따르면, 리신 보조제가 헤르페스 수포에 어떤 영향을 미친다고 생각할 만한 충분한 증거가 부족했다. 하지만 소규모 연구들은 명백하게 성공적인 결과를 내놓았는데, 심지어는 혈중 리신의 농도가 얼마일 때 헤르페스가 덜 나타난다는 구체적 수치까지 나왔다. 말하자면 '효과가 없다'는 주장과 '효과가 확실하다'는 주장이 공존하는 셈이다.

상황이 이러하다 보니 사람들 각자가 스스로 피실험자가 되어 작은 실험을 수행하는 상황이다. 그렇게 경험에서 도출된 각자의 믿음은 전반적인 과학 연구가 상반된 결과를 말할 때조차 흔들림 없이 지켜진다. 혼란스러울 수는 있으나 근본적으로 잘못된 태도는 아니다.

나는 수십 년간 이 치료법을 진지하게 받아들이지 않았다. 그러다 헤르페스로 고생했던 동료 약사를 통해 리신을 인정하게 되었다. 그녀의 추천으로 리신을 복용한 내 남편은 처음부터 아무것도 없었던 것처럼 헤르페스가 곧바로 사라졌다. 남편은 한발 더 나아가 리신이 치료 효과만큼 예방 효과도 좋으리라는 기대를 품고 돌아오는 겨울에 리신 음료와 함께하는 휴양 프로그램에 참여할 계획이다.

민간요법도 도움이 될까?

치약이나 티트리 오일을 활용한 민간요법도 헤르페스를 치료하는 데 도움이 될 수는 있다. 하지만 독일 약사 신문을 비롯한 전문지들은 피부를 자극하고 건조하게 만들 수 있는 그런 민간요법을 자제하라고 권한다.

그럼에도 불구하고 나는 의학 정보은행인 메드라인 Medline에서 '티트리 오일', '치약'과 헤르페스의 관련성을 검색해 보았다. 티트리 오일과 관련해서는 세포 배양 실험에서 오일에 함유된 에센셜 오일이 바이러스를 억제하는 데 탁월한 효과를 보였다는 결과를 금세 찾을 수 있었다. 치약과 관련해서는 아무것도 찾지 못했다. 오히려 치아 관리 제품에 많이 들어 있는 멘톨 성분이 자극이 될 수 있다는 경고를 분명히 이해하게 되었다. 하지만 한편으로는 대다수의 치약에 함유된 아연 성분이 긍정적인 작용을 할 수도 있다고 생각한다.

헤르페스 예방법

나는 헤르페스 예방법에서 '절대 키스하지 마시오'란 구절을 볼 때마다 의아해진다. 과연 헤르페스로 붉게 물든 입술과 키스를 하겠다는 사람이 있긴 할까. 내가 말할 다음 방법들은 그렇게 막무가내는 아니다.

아이에게 뽀뽀하지 않기

태어나서 8주까지는 특히 헤르페스바이러스에 저항력이 약하다. 따라서 가급적 아이의 얼굴을 쓰다듬지도, 공갈젖꼭지를 만지지도 말자. 아이가 헤르페스 수포에 닿지 않도록 거리를 엄격히 지켜야 한다.

구강성교하지 않기

생식기에 헤르페스바이러스가 퍼질 수 있다.

콘택트렌즈 대신 안경 쓰기
눈까지 헤르페스에 감염되길 원치 않는다면 손으로 눈을 만지지 말자.

손 자주 씻기
입술을 만진 다음에는 무조건 손부터 씻어야 한다. 그리고 크림, 겔 혹은 수분이 많은 연고를 입술에 바를 때는 면봉을 사용하자.

작은 연고가 든 튜브를 항상 지갑에 넣어 다니기
정해진 곳에 보관하지 않으면 막상 필요할 때 찾기 힘들다. 헤르페스가 생겼을 때는 하루에도 여러 번 연고를 바르는 것이 중요하다. 바지 뒷주머니에 넣어 다니면 어떨까? 적당하지 않다. 의약품을 보관하기에는 너무 따뜻하고, 그러다가 옷과 함께 세탁기에 넣어 버리기라도 하면 큰일이다.

병원 가기
면역 억제제를 먹어야 할 만큼 면역계가 약한 사람은 계속해서 입술에 헤르페스바이러스가 퍼지게 된다. 하루 이틀 지나면 사라지는 듯하다가도 열이 나거나 다른 증상

과 함께 다시 나타나면 의사에게 가자. 특히 환자가 어린아
이라면 무조건 병원에 가야 한다.

20

입안에
뭐가 났다!

양치질을 하면 아프고 치약을 뱉으면 세면대가 분홍색으로 물들었던 적이 있는가. 혹은 입안의 어느 한 곳이 못 견디게 아팠던 적이 있는가. 그런 증상은 거의 백 퍼센트 입안 점막과는 아무 관련이 없다. 잇몸이 붉어지고 피가 날 때 혼자서 치료하는 건 결코 좋은 생각이 아니다. 잇몸염(치주염)이 심해지면 치아를 잃을 수도 있기 때문이다.

만약 그런 상황이라면 당장 치과로 뛰어가라고 당부하고 싶다. 입안 상처로 볼이 다람쥐처럼 부풀어 오르거나 아프타 입안염이 있을 때도 치과에 가서 상담을 받아야 한다. 하지만 자가 치료도 가능하다.

피부 질환에 관한 약 상식

볼 안쪽에 상처가 났다면

먼저 홍차로 입을 헹군다. 나는 주로 호텔에서 가져온 싸구려 티백을 욕실 장에 넣어 두었다가 유용하게 쓴다. 끓는 물에 몇 시간 동안 진하게 우린 차로 입을 헹구면 그 안에 함유된 탄닌이 하루 안에 효과를 낸다. 탄닌의 수축 작용은 점막 외피층을 오그라들게 만들어 상처를 빨리 낫게 돕는다.

그 밖에 대황 뿌리나 양지꽃 뿌리도 훌륭한 탄닌 공급원이다. 하지만 내가 강력히 추천하는 것은 세이지차다. 세이지에는 탄닌뿐만 아니라 에센셜 오일도 들어 있다. 에센셜 오일은 백리향, 국화, 펜넬 등으로 대표되는 방향족[*] 식물의 주요 성분이다.

방향족은 전통적으로 잇몸 질환과 입병에 많이 쓰인다. 에센셜 오일이 소염과 항바이러스, 항생 작용을 하기 때문이다. 일반적으로 차보다는 액상 추출물을 쓸 때 더 많은 효과를 기대할 수 있다. 알코올을 이용한 추출물에는 에센셜 오일이 더 많이 녹아 있다. 개인적으로는 세이지와 백리향 콤비를 가장 좋아한다. 두 가지 식물의 추출물 몇 방울을 약간의 물에 섞어 가글액을 만들어 사용한다. 가끔은 면봉에 적셔 환부에 바르기도 하지만 바로 입을 헹궈도 무방하다.

연고 vs 가글액

입안 점막에 바르는 겔 형태의 연고도 약으로 널리 쓰인다. 국화 성분과 (화학적 정의에 따른) 국소 마취제를 혼합한 약으로 통증이 있는 부위의 감각을 살짝 마비시킨다. 치아 교정기나 다른 인공 장비를 쓰는 사람이라면 누구나 익숙한 약이다.

접시꽃이나 아이슬란드 이끼 등 점액 성분이 풍부한 약용 식물도 통증 완화에 좋다. 자극을 받은 점막 위에 그저 얹어만 두면 곧바로 편안해진다. 점액 성분은 빨아 먹는 사탕 제형으로 섭취하는 것이 특히 효과적이다.

반면 화학적으로 정의된 살균제를 주성분으로 하는 완제의약품 가글액은 크게 고려하지 않아도 된다. 그런 약은 불특정하게 작용한다. 병원균을 차단하는 효과는 우리가 건강을 유지하는 데 꼭 필요한 입속 유익균들에도 미친다. 하지만 포비돈 아이오딘과 클로르헥시딘, 벤지다민 Benzydamine 과 같은 작용 성분은 그 탁월한 효과 때문에 여기서 언급하지 않을 수 없다. 대체로 빨아 먹는 약과 스프레이에 들어가 있다.

곰팡이균 감염은 자가 치료가 어렵다?

곰팡이균 감염은 입안에 백색 층이 생긴다는 점에서 다른 입병 증상과 차이가 있다. 누구보다 어린아이들에게 자주 나타난다. 겔이나 현탁액으로 나온 니스타틴^{Nystatin} 혹은 미코나졸^{Miconazole} 등 진균제를 일반의약품으로 구해 혼자서 치료할 수는 있지만 일단 의사에게 가서 증상을 설명할 필요가 있다. 곰팡이균 감염은 전체적으로 약해진 면역계와 관련이 있다. 치아 교정이나 당뇨도 곰팡이균 감염이 일어나기 쉬운 환경을 만든다.

21

발과 발톱의
불쾌한
장기 손님,
무좀

이들은 한순간에 쳐들어와서 쉽사리 물러가지 않는다. 그
래서 무좀은 정말 성가시다. 간지럽고 쓰라리며 때로는 정
말로 심하게 따갑고 피부가 갈라지고 각질이 일어나서 보
기에도 지저분하다. 무엇보다 감염된 발로 어딘가를 돌아
다니고 있다는 생각에 기분이 편하지 않다. 수영장이나 피
트니스 센터 등 다중 이용 시설에서 옷을 갈아입어야 하는
경우가 잦다면 더더욱 그럴 것이다. 무좀은 누구에게도 달
갑지 않은 손님이다.

무좀은 왜 생길까?

불행히도 무좀은 운동선수들의 발과 발톱에 잘 생긴다. 스포츠가 이 질환을 촉진한다고 말할 수도 있고 뒤집어 말할 수도 있다. 세상에 운동이 취미인 사람들이 없다면 곰팡이들은 번식하기 어려웠을 것이다. 우리 모두 소파에 그냥 앉아만 있으면 발과 발톱 무좀에 걸리는 일은 분명 적을 것이다. 운동 후 공동 샤워는 무좀 균이 빠르게 전파될 길을 터 주고, 땀에 젖은 운동화는 곰팡이가 사랑하는 습한 환경을 제공한다. 게다가 운동 중에는 갑자기 움직임을 멈추거나 점프하는 경우가 많아 발과 신발이 계속 마찰을 일으킨다. 그럴 때 생기는 미세한 상처와 작은 긁힘, 보이지 않은 균열 속으로 곰팡이는 재빨리 침투한다.

하지만 모두 운동을 때려치우라고 말할 생각은 없다. 다만, 가끔은 자기 발을 유심히 들여다보기를 권한다. 무좀을 과소평가해서는 안 된다. 발 무좀이 발톱 무좀이 되면 발톱은 정말 쉽게 부러진다. 그뿐만 아니라 무좀에 걸린 발가락이 무방비 상태로 어디인가 부딪히면 정말정말 아프다. 그 외에도 다른 박테리아가 무좀 균을 '깔고 앉으면' 박테리아성 중복 감염이 일어날 수 있다. 예를 들어 피부가 붉어지는 단독Erysipelas에 중복으로 감염되면 붓고 통증이 심하다. 가끔은 발열이 나면서 아주 불편한 상황이 벌어진다.

무좀은 저절로 사라지지 않는다

플라세보 집단에서 약 처방 없이도 무좀이 사라진 사례가 있긴 하다. 하지만 나는 주변에서 그런 식으로 무좀 박멸에 성공했다는 이야기를 단 한 번도 들은 적이 없다. 무좀에 흔히 쓰이는 크림의 효과가 매우 뛰어나서, 대부분은 그 크림을 한 번 바르면 그 직후부터 한결 나은 것 같은 기분을 느낀다. 그런데 바로 이 점이 문제가 된다. 눈에 띄는 증상이 자취를 감춘 동안 보이지 않는 무좀 포자는 더욱 강인해진다. 그래서 의학자들은 (무좀이 더 이상 눈에 띄지 않는) 임상적 치료와 (병원균이 박멸되는) 세균학적 치료를 구분한다.

무좀이 완전히 나으려면 무조건 약에 동봉된 사용 설명서의 지시를 엄격하게 지키며 정해진 기간 동안 꾸준히 크림을 바르거나 물약을 뿌리거나 가루를 뿌려야 한다. 제형은 자신의 발에 가장 편한 것을 고르면 된다. 건조한 피부에는 크림이 효과가 좋다. 가볍게 진정 작용을 하는 겔과 용액도 있다.

무좀에 전형적으로 쓰이는 대표 주자로는 테르비나핀Terbinafine, 클로트리마졸Clotrimazole, 미코나졸, 비포나졸Bifonazole이 있다. 성분에 따라 치료 기간은 7일~4주, 사용 횟수는 하루에 1~2번으로 각각 다르다. 무슨 약을 쓰든 정해진 횟수를 지키고 기간을 채워야 하지만 사람들은 많은 경우 그렇게 하지 않는다. 그러면 아무리 좋은 약이라도 소용이 없다. 그래서 사람들은 꾀를 냈다. 예를 들면 필름 막을 형성하여 작용 성분이 여러 날 동안 환부에 머물도록 테르비나핀 성분 연고를 고안했다. 이 약은 한 번만 두껍게 바르고 처음 24시간만 발을 씻지 않으면 13일까지 테르비나핀이 집중적으로 효과를 발휘한다. 나는 이게 정말 멋진 약이라고 생각한다.

발톱 무좀은 더 성가시다

발톱 무좀에는 한 번으로 끝나는 치료법이 없다. 먹는 진균제는 무조건 처방전이 필요하다. 심각한 부작용이 있으며 무엇보다 간이 정말로 건강할 때에만 복용을 고려해야 한다. 발톱 전체에 균이 퍼진 경우가 아니라면 일단은 환부에만 한정해 치료를 하는데 그 기간은 몇 달을 넘을 수 있다. 시간이 많이 걸리고 귀찮은 노릇이다.

일반의약품으로 국소 치료를 할 수 있는 약들이 많이 나와 있긴 하지만 그래도 나라면 먼저 의사를 만나 보겠다. 증상에 따라서 세균 배양을 해 볼 수도 있다. 불편을 유발하는 것이 과연 무좀 균이 맞는지부터 정확하게 확인하는 것이다. 무좀 균이 맞으면 어떤 균인지 특정도 할 수 있다. 그 정보에 따라 균에 딱 맞는 치료를 하게 된다.

혼자서 무좀 발톱 치료를 시도해 보고자 하는 사람이라면, 절대 일반 무좀 크림을 사용해서는 안 된다. 그건 아무 소용이 없다. 이 크림은 감염이 된 발톱에 충분한 작용 물질을 공급하지 못한다. 발톱에는 매니큐어처럼 바르는 의료용 라카를 써야 효과가 있다.

여기에도 몇 가지 선택지가 있다. 시클로피록스^{Ciclopirox}와 아모롤핀^{Amorolfine} 성분을 함유한 비수용성 라카는 일주일에 한두 번만 바르면 된다. 반면 수용성 라카는 매일 발라야 한다. 성가신 일이지만 수용성 라카는 비수용성 라카보다 고농도의 작용 성분을 충분히 공급한다는 장점이 있다. 라카를 새로 바르기 전에는 알코올을 묻힌 솜으로 잔여물을 제거하고 발톱을 파일로 얇게 밀어야 한다(단, 감염된 발톱은 전염성이 강하므로 한 번 쓰고 버리는 일회용 파일을 사용하길 권한다).

수용성이든 비수용성이든 간에 의료용 라카는 발톱에 발라도 보이지 않는다. 색깔도 없고 반짝이지도 않는다. 그리고 둘 다 아주 많은 인내심을 요구한다. 심한 경우에는 발톱 무좀이 더 이상 보이지 않을 때까지 계속 치료해야 한다. 몇 달이 될 수도, 몇 년이 될 수도 있다. 특히 모두가 샌들을 신고 돌아다니는 여름이 되면 기가 죽는다. 무엇보다 발톱이 아주 천천히 자라는 노인들에게 고역이다.

효과가 빠른 방법은 없을까?

치료에 들어가기 전부터 벌써 이 치료에 얼마나 공을 들여야 할까 걱정하는 사람에게는 다른 방법을 추천한다. 유레아로 감염된 발톱을 제거하는 방법이 있기 때문이다.

2주가량 요소가 함유된 유레아 크림을 바르고 그 위에 밴드를 붙이면 균에 감염되어 갈라진 발톱이 녹고 벗겨지기 시작한다. 경우에 따라 진균제 연고를 함께 바르거나 혹은 발톱이 빠졌을 때 진균제를 바르면 효과가 좋다. 기간은 최소 4주 이상은 걸린다. 그런 다음에는 발톱이 다시 자랄 때까지 다른 치료 없이 기다리기만 하면 된다. 라카를 바르는 것보다 훨씬 시간이 절약되는 방법이다. 저녁에 한 번씩만 크림을 바르면 되며 비용도 훨씬 저렴하다.

보통은 일반의약품으로 구입한 성인용 약품에 대해서는 건강 보험이 적용되지 않아서 치료가 길어지면 약값도 부담이 된다. 예외적으로 건강 보험이 적용되는 일반의약품도 있지만 무좀약은 해당되지 않는다.

그래서 나라면 무조건 유레아 치료부터 들어갈 것이다. 가급적 빨리, 가능한 한 많은 감염을 제거한다는 개념이 내 취향과 맞다. 발톱을 파일로 가는 동안 포자를 다시 퍼트리는 일이 생기지 않는 것도 좋다. 전문가의 손에 관리를 맡긴다 해도 동시에 테스트 삼아 유레아를 써 볼 수 있다.

발톱이 빠지지 않는다면 더 이상 균이 없다는 증거다.

발톱 무좀은 발톱을 변색시킬 뿐만 아니라 갈라지거나 부서지게 하고 때로는 더 두꺼워지게 만든다. 발톱에 건선이 생겨도 발톱은 두꺼워진다.

또 한 가지 기억할 것이 있다. 이미 발에 무좀이 있다면 발톱에도 무좀이 생겼을 가능성이 크다. 발에 무좀이 시작된 다음 우연히 콜라 병을 발톱에 떨어뜨려 상처가 났고, 그 다음 날 스타킹을 신으면 무좀 균이 아주 쉽게 발톱으로 침투할 수 있다. 그뿐 아니라 발에 비해 좁은 신발을 신거나 발에 변형이 왔을 경우, 혹은 비정상적으로 발톱이 천천히 자라는 경우에도 발톱 무좀이 잘 생긴다. 움직임이 너무 적거나 (당뇨 등의 이유로) 혈액 순환이 나쁘거나 면역이 약해도 마찬가지다.

발과 발톱에 무좀이 생겼을 때 해 봄 직한 일

1) 욕실용 실내화 한 켤레를 장만한다. 여행지에서 대중 시설을 이용할 때는 꼭 그것만 신는다.

2) 손수건과 양말은 한 번씩만 쓰고 60도 이상의 온수로 세탁한다.

3) 신발은 바싹 마른 다음 신을 수 있도록 여러 켤레를

돌려 신는다.

4) 발을 항상 잘 말리고 특히 발가락 사이를 꼼꼼히 말린다. 필요하다면 드라이어를 사용해도 좋다.

5) 일반적인 투명 매니큐어로 언제 생길지 모를 무좀 감염으로부터 발톱을 보호할 수 있다. 대부분의 무좀 균은 바깥에서부터 침투하기 때문에 발톱에 매니큐어를 발라 두면 발톱이 보호된다. 매니큐어를 바르고 싶지 않다면 샤워 후 발톱에 식초를 바르는 것도 방법이다. 무좀 균은 산도가 높은 환경을 좋아하지 않는다.

약 국 에 서 파 는 화 장 품 이
무 조 건 더 좋 은 것 은 아 니 다 !

나는 비판텐의 화장품 라인인 비판톨[Bepanthol], 비시[Vichy], 라로슈포제[La Roche Posay], 라디발[Ladival]을 약국에서만 판매한다고 생각했다. 하지만 미용이나 건강 용품을 파는 일반 매장에서도 이 화장품을 판매한다. 어떻게 이런 일이 가능할까? 도대체 이런 화장품들의 정체는 무엇일까?

'약국판매용'은 '약국판매전용'과는 달리 의약품 등 안전에 관한 규칙을 비롯한 유사한 법의 규제를 받지 않는다. 그 제품들이 약국에서 팔리게 된 배경에는 그저 마케팅 전략이 숨어 있을 뿐이다. '약국판매용'이란 표시가 이토록 무의미한 것인 줄 누가 알았을까. 바로 그 점을 노리고 몇몇 화장품 회사들이 마치 특수한 작용 성분이 있는 것처럼 소비자를 현혹하는 수법을 썼다.

하지만 '약국판매용'이란 개념이 어떤 단서를 제공할 때도 있다. 이런 화장품들 중 일부는 의약품을 보완하거나 후속 개발하여 탄생했기 때문이다. 비판톨만 해도 상처 치료 연고인 비판텐과 이름도 비슷하고 포장도 비슷하며 작용 성분인 덱스판테놀을 함유하고 있는 것도 같다.

그렇다고 약국에서 판매되는 화장품과 제품이 무조건 더 효능이 좋다는 의미는 아니다. 잡화점이나 향수 가게에서도 아주 좋은 화장품을 살 수 있다는 건 굳이 말하지 않아도 아는 사실이다. 그럼에도 불구하고 나는 문제성 피부 때문에 상담을 받고 싶은 사람은 약국으로 가야 한다고 생각한다. 심각한 여드름이나 주사 혹은 아토피에 알맞은 관리 제품을 찾는 사람에게는 전문적 지도가 필요하다. 혹은 의사가 추천하는 약을 약국에서 구입해도 된다. 문제성 피부를 위한 화장품 같은 경우 어디서 사든 간에 비쌀 수밖에 없다.

Part 5.

불안과 수면 장애에 관한 약 상식

22

밤에
잠을 자지
못한다면

나는 수면도 소화와 비슷하다고 생각한다. 수면과 소화는
신체 작용의 근본으로, 여기서 문제가 생기면 특히 더 난감
하다. 나 역시 살면서 수많은 밤을 뜬눈으로 지새워 보았기
에 그 난감함을 잘 알고 있다.

나는 몇 년 전까지 수면제를 먹었다. 자주는 아니고 한
달에 한 번 정도였지만 그래도 약상자에 수면제가 떨어
지지 않도록, 어딜 갈 때도 잊어버리지 않도록 꼭 챙겼다.
대학 시절 내내, 그리고 약사로 일하던 젊은 시절에도 침
대에서 뒤척이는 시간이 길어진다 싶으면 벤조디아제핀
Benzodiazepine 계의 신경 안정제[*]인 옥사제팜 Oxazepam 10mg을

먹었다. 가끔 5mg만 먹기도 했다. 다음 날까지 약 기운에 헤롱거리지 않으려면 늦어도 새벽 1시쯤에는 먹어야 했다.

요즈음에는 수면제를 먹지 않는다. 어느 순간 나도 모르게 약을 먹지 않게 되었다. 아이를 키우면서 푹 자지 못하는 밤이 너무 많아지다 보니 4~5시간만 자도 그럭저럭 하루를 버틸 수 있다는 걸 깨닫게 되었다. 그보다 적게 자면 힘들다. 그 깨달음은 잠에 대한 부담감을 덜어 줬다. 잠을 좀 설쳐도 크게 나쁘지 않다는 것을 알게 되자 오히려 잠들기 수월해졌다. 수면도 결국 머리의 문제였던 것이다. 그러나 내가 빠져나온 악순환에 다시금 끌려 들어갈 가능성도 없지 않다. 자야 한다는 부담이 너무 커서 자지 못하게 되는 악순환 말이다.

물론 나는 수면제를 더 이상 먹지 않아도 돼 다행이라고 생각한다. 수면제로 경험하는 것은 자연스러운 잠이 아니라 달라진 리듬이다. 무엇보다 대부분의 수면제는 꾸준히 복용하면 2주에서 4주 사이에 그 효력이 줄어든다. 또한 약에 의존하는 습관은 한 인간이 자신의 삶을 통제하는 능력을 잃어 가는 데 기여한다. 나는 특히 수면제가 장년층에게 문제를 일으킬 여지가 많다고 생각한다. 혈액에 남은 잔여물은 낙상의 위험을 높이기 때문이다. 허약한 사람에게 낙상은 끝의 시작이 될 수 있다. 또한 수면제의 오용은 끊임없이 회자되는 주제인 만큼 정해진 용법을 지키도록 노력해야 한다.

수면 장애를 방치하면 만성화된다

하지만 수면제를 먹는 것이 합당하고 도움이 되는 절대적인 상황도 있다. 수면제에 엄청난 의심을 품고 있는 사람들 중 일부는 밤에 잠을 얼마나 설치든, 그래서 생활에 얼마나 큰 지장을 입든 상관없이 수면제 복용 자체를 고려하지 않는다. 나는 그런 태도는 옳지 않다고 생각한다.

수면 장애는 사람을 정신적으로 힘들게 할 뿐만 아니라, 그로 인해 다른 질병이 연쇄적으로 몰려올 위험을 증가시킨다. 수면 부족은 면역력을 떨어뜨리고 우울증에 걸리기 쉽게 만든다. 또한 어떤 종류의 암은 만성 수면 장애 환자들 사이에서 발병률이 더 높다. 잠이 부족하면 사고가 일어날 가능성도 증가한다.

이러한 수면 장애의 위험을 수면제로 예방할 수 있다. 나는 이 조치가 어리석다고 생각하지 않는다. 오히려 부작용을 둘러싼 논란은 사람들이 수면 장애를 얼마나 과소평가하는지를 보여 주는 증거라고 본다. 예를 들어 혈압약인 앤지오텐신 전환 효소 억제제는 누군가에게는 기침과 같은 성가신 부작용을, 다른 누군가에게는 신장 질환과 같은 심각한 부작용을 일으키지만 부작용 때문에 그 약을 끊어야 한다고 말하는 사람은 없다.

나는 잠을 설치는 사람에게 무작정 참으라고 권하지 않는다. 일단 취침 시간과 침실 환경 등 수면 위생을 지키고, 이완 훈련, 허브차 등 의사 처방 없이도 해 볼 만한 수단들을 시도해 보라고 말한다. 의외로 부드러운 방법들도 효과가 괜찮다. 이 장은 특별히 수면과 관련된 주요 궁금증에 답을 하는 방식으로 이야기를 풀어 가겠다.

수면 장애에 식물성 약이나 순한 약도 도움이 될까?

잠도 머리 소관이다. 통증, 공포, 우울감 등과 마찬가지로 수면도 생물학적 표지가 없을 뿐더러 수면의 질 또한 실험실에서 특정 값을 측정하여 파악하기 어렵다. 내 수면 상태가 얼마나 나쁜지를 평가하는 건 오로지 나 자신의 몫이다.

수면제와 관련해서는 플라세보 효과가 강하게 나타난다. 그래서 처음에는 순한 약을 시도해 보는 게 알맞다. 연구에서 두드러진 효과가 나타나지 않은 약이 현실에서는 다를 수 있다. 특히 깨지 않고 쭉 자는 것보다 우선 잠이 드는 것이 큰 문제일 때 좋은 약효를 기대할 수 있다.

수면과 안정을 부드럽게 도와주는 약용 식물은 다양하다. 정확히 신체의 어느 부분과 연결되어 어떤 효과를 내는지가 확실하게 규명된 약용 식물도 많다. 다음에 소개할 다섯 가지 식물을 알면 숙면에 도움이 될 것이다.

1. 발레리안

발레리안 뿌리는 오랜 세월에 걸쳐 수면 장애에 최고의 효과를 입증했다. 발레리안에 함유된 발레렌산과 다른 성분들은 체내 전달 물질인 감마 아미노뷰티르산(GABA) 농도를 높인다. 벤조디아제핀과 같은 화학 성분 수면제가 작용하는 곳도 감마 아미노뷰티르산의 수용체다. 독일 약학과 교과서로 통하는《무슐러의 의약품 작용》에서는 이 성분이 "잠을 좀더 빨리 들게 하고 경미하게나마 숙면의 확률을 높인다"고 말한다. 여기에 나는 무슐러의 책이 설명하지 않은 두 가지 사실을 덧붙이겠다.

발레리안 완제의약품의 1회 권장 용량은 건조 추출물 450~750mg이다

200mg 이하 용량에서는 상반된 작용, 즉 불안과 각성이 나타난다. 그런 점에서 약 1알당 발레리안 추출물이 45mg 함유된 약이 시장에서 팔린다는 것은 경악할 일이다. 어떤 약들은 맥주에 들어가는 홉을 혼합해 발레리안 단독으로 복용할 때보다 수면 장애에 더 효과가 좋다고 강조한다. 감마 아미노뷰티르산 혹은 멜라토닌 수용체 등에 작용하여 다양한 성분이 상호 보완 효과를 발휘한다는 이유에서다.

처음으로 이 약을 시도할 때는 상황을 봐서 이른 저녁에 복용해도 된다. 실허는 원칙적으로 약물 치료를 시작한 지 2주 정도 지나면 수면의 질과 낮 동안의 심적 상태가 개선되는 효과를 볼 수 있다고 말했다. 하지만 나는 새벽 3시에 문득 깨어나 더 이상 잠에 들 수 없을 때도 발레리안을 복용한다. 그럴 때는 1회 최소 용량보다는 많이 먹어야 도움이 되는 듯하다. 적어도 머릿속에서는 '뭔가 먹었으니 이제 좀 나아지겠지'라는, 최고의 플라세보 효과가 일어났으리라 짐작한다. 그래서 나는 발레리안 팅크도 나쁘지 않다고 생각한다. 그 특유의 쓴맛이 체내 여러 채널들에게 무언가를 먹었다는 확실한 신호를 전달하기 때문이다. 더불어 액제는 성분을 발휘하기 전 분쇄 과정을 거칠 필요가 없어 일반적으로 효과가 빠르다. 그래서 먹자마자 약효가 나타나는 것 같은 기분이 든다.

E 위원회는 발레리안 뿌리를 불안 상태일 때, 즉 잠은 둘째 치고 안절부절못하며 불안증을 보일 때에도 복용하기를 권장한다.

2. 라벤더

수면 장애에 대한 라벤더의 효과 역시 널리 입증되었다. 라벤더는 꽃과 꽃에서 추출한 에센셜 오일을 주로 활용하는데, 오일에는 리날릴아세테이트$^{Linalyl\ acetate}$가 25~46퍼센트, 리날로올^{Linalool}이 20~45퍼센트가 들어 있다.

라벤더 오일은 좋은 향기 때문에 오히려 이완에 도움되는 가벼운 미용 제품으로 과소평가된다. 하지만 실허는 수면 촉진 효과 면에서 라벤더 오일이 발레리안에 뒤처지지 않는다고 말한다. 잠들기 전 1~4방울을 빵에 떨어뜨려 먹으면 된다. 혹은 완제의약품인 라벤더 오일 연질 캡슐을 먹어도 된다. 마사지를 원한다면 올리브 오일과 휘발성 라벤더 오일을 9대 1로 섞어서(혹은 그렇게 만들어진 혼합 완제의약품을) 자기 전에 바른다.

여러 소규모 연구들에서 라벤더 오일은 피부를 통해 흡수시키거나 호흡기를 통해 흡입해도 그 효과를 충분히 발휘한다는 결과가 나왔다. 마사지는 우리의 머리를 '취침 모드'로 바꾸는 훌륭한 수면 의식이다.

그럼 불안에는 어떨까? E 위원회는 발레리안과 마찬가지로 라벤더도 불안증 약으로 권장한다. 불안이 심해 잠을 못 잘 지경이라면 나는 발레리안보다도 걱정을 덜어 주는 효과가 있는 라벤더를 선호한다. 많은 경우 불안을 일으키는 건 걱정이다.

3. 홉

홉은 비록 발레리안이나 라벤더 오일만큼 효과가 강력하
진 않지만 몸을 어느 정도 나른하게 해 졸리게 만든다. 홉
에서 쓴맛을 내는 후물론^{Humulone}과 루풀론^{Lupulone}이, 혹은 그
둘의 결합체가 멜라토닌 수용체를 활성화시키기 때문이
다. E 위원회에 따르면, 단독으로 사용할 때는 홉 분말 추
출물을 40~90mg 복용해야 하고 발레리안과 함께 사용
할 때는 10~65mg만 복용해도 충분하다. 차로 마시고 싶
다면 잘게 썰어 말린 홉 1티스푼에 끓는 물 150mg을 붓
고 10분을 우려낸 다음 걸러서 마시면 된다. 오후와 저녁
에 한 잔씩 마시면 가장 좋다. 홉은 수면 장애뿐 아니라 불
안감이나 초조감도 완화한다.

4. 레몬밤

E 위원회는 레몬밤잎을 수면 장애와 불안 치료에 쓰라고
권장하지만 내 의견은 다르다. 레몬밤은 무엇보다 알코
올에 증류한 '멜리센가이스트^{Melissengeist}'로 섭취하는 경우
가 많은데, 그 약에는 다량의 알코올이 함유되어 있다. 레
몬밤이 아니라 알코올이 불안을 잠재우는 효과를 낼 수도
있다. 알코올의 영향으로 잠이 드는 건 결코 유익한 방법

이 아니다.

　게다가 실허에 따르면 레몬밤 성분만을 함유한 단독
제제가 수면 장애에 도움이 된다는 그 어떤 연구 결과도
없다. 그러므로 시험 삼아 레몬밤을 복용해 볼 수는 있겠
으나 반드시 그럴 필요는 없다고 생각한다. 나는 레몬밤
과 다른 성분을 혼합한 완제의약품을 애용한다. 그리고
이 약은 수면 장애보다는 헤르페스 환자에게 훨씬 매력적
이다(183쪽 참조).

5. 시계초

시계초는 수면 장애에 일반적인 기대를 벗어난 방식으로
작용한다. 시계초는 이른바 주간 진정제$^{daily\ sedative}$ ●의 일종
이다. 즉, 몸을 나른하게 만들지 않으면서 마음을 진정시
킨다는 뜻이다. 마음이 편안하면 잠이 잘 온다. 그리고 시
계초는 확실히 마음을 진정시키는 데 효과가 있다. 시계
초는 대표적인 수면제인 벤조디아제핀과 마찬가지로 감
마 아미노뷰티르산 수용체와 결합하기 때문에 '식물성 신
경 안정제'라고도 불린다.

　개인적으로는 고용량의 완제의약품으로 복용하는 방
법이 가장 합리적이라고 생각한다. 1일 권장 용량은 분
말 추출물 기준 1,200mg이다. 이는 말린 잎 기준으로는

4~8g이며, 당연히 약용 식물 요법의 전통 방식을 따라 차로 마셔도 된다. 말려서 잘게 썬 시계초 1티스푼에 끓는 물 150ml를 붓고 5분 정도 우려낸 다음 거른다. 하루에 세 번, 한 잔씩 마신다.

23

불안과
수면 장애에
이완 훈련이
좋을까?

무엇이든 좋다! 자율 긴장 이완 훈련, 점진적인 근육 이완 훈련, 요가, 명상 등 당신에게 맞는 방법을 찾으면 된다. 여기서 내가 말해 줄 수 있는 사실은 뇌 훈련처럼 머릿속으로만 하는 것보다는 몸을 함께 움직이는 것이 효과가 더좋다는 것 정도다.

신체 명상: 몸 살피기

개인적으로는 몸 살피기$^{body\ scan}$를 좋아한다. 뒤에서 자세히 설명할 '마음 챙김에 근거한 스트레스 완화(이하 마음 챙김)'

수업에서 배운 15~30분 정도 걸리는 신체 명상이다. 명상 중에 발끝부터 머리끝까지 몸 전체를 체계적으로 두루 의식한다. 부위 하나하나의 감각을 바꾸려는 의지 없이 탐색한다. 몸 살피기를 하면 새벽 3시에 잠에서 깨었을 때 끊이지 않고 머릿속을 채우는 생각으로부터 벗어날 수 있다.

몸 살피기가 끝나면 나는 바로 잠을 청한다. 그러면 아침 알람이 울릴 때까지 푹 잘 수 있다. 성공적으로 끝나면 20분쯤 후 이완 반응이 나타난다. 자율 신경계가 운전대를 잡으면서 몸속에서 일어나는 모든 반응이 안정된다. 혈압은 내려가고 근육은 이완되며 심장 박동과 호흡도 편안해지면서 잠들기에 최적의 상태가 된다. 무엇보다 나는 적어도 휴식을 취하고 있으니 꼭 자지 않아도 괜찮다고 마음먹을 수 있어서 좋다. 그런 태도를 가지면 마음이 편해진다. '잠을 못 자면 내일 어떡하지' 하는 걱정도 덜 수 있다.

언제 하는 것이 좋을까?

원래 이완 훈련은 낮 시간의 휴식을 위해 개발되었다. 이완한다고 해서 꼭 잠이 오는 것은 아니기 때문이다. 그리고 한 번 배운 다음에는 계속 연습하면서 규칙적으로 해야 최대 효과를 맛볼 수 있다. 연습하기에 가장 좋은 시간은 늦은 오후나 이른 저녁이다. 저녁에는 자연적으로 혈액 내 스트레스 호르몬인 코르티솔 분비가 감소하는데 이완 훈련을 하면 그 감소량을 늘릴 수 있다. 초저녁 혈중 코르티솔 수치를 보면 그날 밤 숙면을 취할 수 있을지 여부를 예측할 수 있다. 오후 5시경 온몸에 퍼져 있는 코르티솔의 양이 많을수록 그날 밤은 편치 않다.

마음 명상: 마음 챙김

마음 챙김은 미국 존 카밧진$^{Jon Kabat-Zinn}$ 교수가 계발한 8주짜리 훈련이다. 미네소타대학교에서 8주간의 훈련 이후 참가자들의 수면제 복용 여부 및 횟수에 관한 연구를 진행한 결과, 마음 챙김이 불면증 치료에 도움이 된다는 사실이 증명되었다. 연구 결과가 그리 놀랍지는 않다. 나는 마음 챙김이 현대 생활에서 비롯된 많은 질문과 요구에 정답을 제시한다고 생각한다.

마음 챙김은 우리 대부분이 넘치도록 안고 있는 스트레스와 부정적인 감정에 한결 여유롭게 대처할 수 있는 길을 알려 준다. 더불어 자신을 보다 잘 이해하고, 보다 더 사랑하는 방법도 가르쳐 준다. 그래서 마음 챙김은 병이 있거나 중증 장애를 안고 살아가는 사람들에게도 꼭 필요한 훈련이다. 이 훈련이 우울증부터 편두통, 유방암까지 다양한 병의 치료에 도움을 준다는 사실은 과학적으로 입증되었다.

    독일에서도 지난 몇 년간 마음 챙김에 대한 정보가 널리 알려져서 다양한 훈련 프로그램이 열리고 있다. 훈련을 하는 데는 시간이 꽤 든다. 저녁 수업 한 번에 2시간 30분이 소요되고, 종일 수업도 한 번 있다. 매일 30~45분 정도 집에서 연습도 해야 한다. 수업에 들어가는 비용도 저렴하지는 않다. 하지만 나는 시간과 돈과 노력을 투자할 가치가 있다고 생각한다. 마음 챙김이 너무 부담스럽다면 그보다 훨씬 빨리 배우면서도 이완 효과는 뛰어난 자율 긴장 이완 훈련이나 점진적인 근육 이완 훈련을 시도해 봐도 좋다.

24

수면제를
복용하기 전
해 볼 만한 일

수면의 질을 개선하기 위해서는 몇 가지 분명한 행동 규칙이 있어야 한다. 예를 들면 정시 취침, 정시 기상이나 침대에는 잘 때만 눕기 같은 것이다. 누운 지 20분이 지나도 잠이 오지 않으면 일어나 아예 침실 밖으로 나가는 것도 규칙 중 하나다. 그리고 잘 수 있을 것 같은 느낌이 들면 다시 침실로 들어온다.

잘못된 수면 개념

한 번도 깨지 않고 통잠을 자야 한다는 생각은 틀렸다. 산업화 이전에는 8시간 밤잠이란 개념 자체가 없었다. 우리는 누구나, 밤마다 많게는 28번까지 잠에서 깬다. 다만 우리가 기억하지 못할 뿐이다.

일반적으로 아침에 피곤한 것은 지극히 정상이며 그것이 곧 잠을 너무 조금 잤다는 의미는 아니다. 낮 동안 능률이 좋지 않다고 해서 그것이 곧바로 수면 부족의 신호로 연결되는 것도 아니다. 나이가 들면 사람에게 필요한 수면 시간도 줄어든다. 이 사실을 모르면 쉽게 잠이 부족한 것 같은 기분을 느끼게 된다. 장년층이 수면 장애를 겪는 흔한 이유 중 하나가 8시 뉴스가 시작하자마자 누워 버리기 때문이다. 그러면 새벽 3시에 잠이 끝나는 불행을 마주하게 된다. 하지만 여섯 시간 이상을 잤으니 수면 장애가 아니다. 흐트러진 리듬의 문제이고 다행히 바로잡을 수 있다.

참고할 자료

이 주제와 관련해서는 훌륭한 책이 몇 권 있다. 특히 내 마음에 든 책은 베아테 파테로크Beate Paterok와 틸만 뮐러Tilmann Müller가 쓴 《성공적인 수면 훈련》이다. 나는 몇 년 전 이 심리학자 커플과 인터뷰를 한 적이 있다. 당시에는 틸만 뮐러가 뮌스터대학교 수면 의학과에서 일하고 있었다. 그들은 이 책에서 수면의 질을 개선하기 위한 8주짜리 훈련 계획을 구체적으로 제시했다.

틸만 뮐러는 수면에 관해 수집한 정보를 웹사이트 (www.schlafgestoert.de)에서 무료로 제공한다. 클링겐민스터의 대학 병원 수면 센터 소장인 한스 귄터 비스Hans-Günther Weeß가 약국 전문지《아포테켄 움샤우》와 공동으로 개발한 온라인 강좌에서도 수면에 관한 유용한 정보를 제공한다. 웹사이트 '나의 건강 대학'에서는 수면에 대한 오해를 바로잡는 코너를 찾을 수 있다. 독일 수면 연구 및 수면 의학 협회 사이트(www.dgsm.de/patienteninformationen_ratgeber.php)에서도 환자들을 위한 정보지를 무료로 내려받을 수 있다.

수면 세미나

수년 전 어느 주말, 나는 위르겐 줄리Jürgen Zulley가 운영하는 '수면 학교'에 다녀왔다. 그가 오랜 세월 소장으로 일하고 있는 레겐스부르크 대학 병원에서는 이미 20년 전부터 수면 세미나를 진행해 왔으며 2016년부터는 그가 직접 주관하는 세미나가 개설되었다. 세미나 현장에서 나는 밤마다 뒤척이며 고생하는 사람이 나 혼자만이 아니라는 사실을 깨달았다. 세미나에 참석한 모두가 같은 문제로 고민하고 있었다.

그리고 무엇보다 수면 실험실에서 기록한 보고서에서 큰 깨우침을 얻었다. 보고서는 밤새도록 잠을 자지 못하던 환자가 레겐스부르크 대학 병원 실험실에서도 잠을 설친 것에 대한 이야기였다. 하지만 수면 그래프상으로는 그의 밤잠에 아무 이상이 없었고 전체 수면 시간 중 앞부분 절반은 전형적인 숙면 구간으로 나타났다. 나는 그 보고서를 읽으면서도 믿을 수가 없었다. 그 순간 수면은 머리 소관이라는 말을 완벽하게 이해했다. 그리고 몇 시간을 잤는지보다 실제 그다음 날 컨디션이 훨씬 중요하다는 사실 또한 알게 되었다.

수면 코칭 프로그램 또는 애플리케이션

지금까지 설명한 모든 사실을 알았지만 그럼에도 당신의 수면은 나아질 기미를 보이지 않는가? 그렇다면 당신의 수면을 코칭해 줄 프로그램이나 애플리케이션을 살펴보자. 예를 들어 슬리피오 프로그램은 가상의 교수가 수면의 질 개선을 위해 쉽게 실천할 수 있는 규칙들을 설명하는 6주짜리 강의다. 쉽게 말하면 온라인에서 진행되는 인지 행동 치료다. 초기 연구들은 이 가상 현실 속 수면 훈련이 실제 수면을 개선하는 데 상당한 효과가 있음을 증명했다. 하지만 효과를 보려면 정말 열심히 참여해야 한다. 적어도 3주차 이상이 되면 침대에서 보낼 수 있는 시간이 제한되어 프로그램이 지시하는 대로 따르는 것이 힘들다고 느낄 것이다. 가격 또한 싸지 않아서 진지하게 고민한 후 선택하는 것이 좋다.

25

수면제는
언제
먹어야 할까?

수면제로 유익을 얻을 수 있는 사람들을 크게 두 부류로 나눌 수 있다.

첫 번째 부류는 가까운 사람이 세상을 떠났거나 직장에서 갑자기 엄청난 부담을 짊어지면서 인생의 위기를 맞닥뜨린 사람들이다. 두 번째 부류는 일주일에 3번 이상 잠을 설쳐서 낮에 생활하는 것이 힘들고 능률도 오르지 않는 상황이 4주 이상 계속된 사람들이다. 그때가 의사를 찾아가야 할 정확한 시점이다.

당신이 전자의 부류라면 갑상샘 항진증 등의 신체적 문제가 숨어 있을 가능성은 배제해도 좋다. 후자의 부류라면 수면 장애가 만성이 되기 전에 당장 상담할 대상을 찾아야 한다.

수면제의 부작용은 없을까?

있다. 독시라민^{Doxylamine}과 디펜히드라민^{Diphenhydramine}과 같은 약품은 좁은 의미에서 보면 수면을 유발하는 게 아니라 각성 작용을 하는 전달 물질인 히스타민을 차단하여 각성을 억제하는 쪽에 가깝다. 무흘러의 책에서는 이 약을 "자가 치료용으로 무분별하게 권장하는 행위는 반드시 지양해야 한다"고 말한다.

안전성 면에서도 벤조디아제핀보다 우수하지 않다. 이 약의 잠재적 부작용이 나열된 긴 목록에는 식욕 감퇴부터 몸 떨림까지 다양한 증상이 적혀 있다. 게다가 뇌에 작용하는 다른 약과 함께 복용하면 상호 작용을 일으킬 우려도 있다. 어린이용으로는 의사 처방이 있어야만 판매할 수 있으며, 성인조차 이 약을 먹는 것이 합당한지를 둘러싼 논쟁이 여전히 진행 중이다.

나는 일반의약품인 수면제의 가장 큰 문제는 계속해서 구입이 가능하다는 점이라고 생각한다. 사용 설명서는 '장기 복용은 금물'이라고 분명히 말한다. 이런 약들을 장기간 복용하는 것은 해결책이 아니다. 2주 이상 제대로 자지 못한 사람은 행동 중 무언가를 바꿔야만 한다. 수면에 관한 책을 읽고 책에서 시키는 대로 따라 하다 보면 잠은 저절로 오게 되어 있다.

슬기로운 의약품 폐기법

"의약품을 절대 하수로 배출하거나 생활 쓰레기로 버려서는 안 됩니다."
최근 인도 주변에 살던 한 갈매기 종이 디클로페낙을 먹은 소들의 살점
을 먹고 멸종했다는 사실이 알려졌다. 피임약의 에스트로겐 성분 때문
에 무지개송어 수컷들이 암컷으로 변했다는 뉴스도 있었다. 또 다른 피
임약 성분인 레보노르게스트렐Levonorgestrel은 개구리들의 갑상선에 영향
을 미쳤다. 독감약인 오셀타미비르Oseltamivir가 검출된 환경에서는 조개들
의 짝짓기가 엉망진창이 되었다. 이는 그저 몇 가지 예에 불과하다.

지금까지 강과 바다에서 발견된 약 성분은 100여 가지다. 그중에는 진
통제인 디클로페낙과 이부프로펜, 간질약인 카르바마제핀Carbamazepine,
항생제인 록시스로마이신Roxithromycin과 설파메톡사졸Sulfamethoxazole, 혈압·
심장약인 메토프롤롤Metoprolol과 소타롤Sotalol이 있다.

다른 사람들과 마찬가지로 나 역시 아직까지 이 문제가 심각하게 와 닿
지는 않으며, 이 문제를 해결하기에 충분할 만큼 섬세한 대책이 나온 적
이 없다는 사실이 걱정스럽다. 약 성분이 녹아 있는 물은 언제라도 수돗
물을 통해 흘러들어올 수 있다. 그리고 우리 몸에 항생제 내성을 일으켜
서 유익하지 않으리라는 것도 이해한다. 전문가들은 잔여 약물이 적어
도 건강한 사람에게 해로운 수준은 아니라고 말한다.

그런데 하수처리장에서 이러한 약 성분들이 최소한이라도 걸러지지 않

는 이유는 무엇일까? 매우 간단하다. 물에 녹은 성분들은 모든 필터를 통과하기 때문이다. 기존의 평범한 기계적이고 생물학적인 그리고 화학적인 정화 시설에서는 많은 약 성분들이 그대로 살아남는다. 이 문제를 해결하려면 적어도 4번의 정화 단계를 거쳐야 하고 그중 한 단계는 약 성분 분자들을 파괴할 수 있는 오존 시설이어야 한다. 이러한 시설은 비싸기 때문에, 환경을 보호하는 데에도 끈질긴 인내력과 정치력이 필요하다. 그렇다면 우리는 무엇을 할 수 있을까?

당연히 가능한 한 약을 적게 먹는 것이다. 그리고 가장 중요한 점은, 앞서 말했듯이 남은 약을 절대 변기나 하수구에 버려서는 안 된다. 생활 쓰레기로 버려서도 안 된다. 의약품을 폐기할 때 가장 좋은 방법은 약국에 비치된 폐의약품 수거함에 버리는 것이다.

부록.

알아두면 사는 데 도움이 됩니다

26

나의
가정용·여행용
상비약

내가 집에 항상 비치해 두는 약들, 그리고 내 여행용 가방
에 필수적으로 포함되는 약들을 알려 주지 않고서 이 책을
마무리할 수는 없다. 그리 많은 것이 필요하지는 않다. 그
리 많은 것을 갖고 있지도 않다.

1) 내가 선호하는 진통제는 이부프로펜이다. 집에 상비
해 두고, 집을 떠나야 할 때도 항상 챙기는 약이다.
나는 필요할 때 아이들에게도 이 약을 주기 위해 함
량이 200mg인 정제를 사용한다.

2) 목이 따끔거리기 시작하면 세이지 제품을 항상 갖고 다닌다. 그중 제일 좋은 것은 녹여 먹는 세이지 사탕이나 세이지와 백리향 성분으로 만든 가글액이다. 예기치 않게 입안에 상처가 났을 때도 쓰기에 안성맞춤이다. 세이지차도 효과 만점이라 나는 여행용 세면도구 가방에 항상 세이지 티백 두 봉지를 넣어 다닌다.

3) 복통에 대비해서 제산제와 박하차를 준비한다. 휴가를 갈 때는 따뜻한 물을 채워 넣어 쓰는 고무 물주머니도 챙긴다. 더불어 진해제도 하나 챙긴다. 진해제는 입안에서 녹여 먹는 제형을 선호한다.

4) 소독약으로는 포비돈 아이오딘을 갖고 있다. 소독약을 발랐을 때 붉은 얼룩이 좀 생기더라도 스프레이보다는 용액이 낫다고 생각한다. 일반적인 부상과 화상 상처는 그리 크지 않기 때문이다. 포비돈 아이오딘 용액 중 어떤 것은 점막에 바를 수 있어서 아프타 입안염에도 사용할 수 있다.

5) 상처 치료용 연고는 항상 손이 잘 닿는 곳에 둔다. 붕대는 독일 기술 검사 협회^{TÜV} 인증을 받은 차량용 붕대 함에 넣어 집 안 서랍 속에 두었다. 휴가를 갈

때는 일회용 밴드 몇 장만 챙겨 간다.

6) 냉찜질을 위한 찜질팩이 냉장실과 냉동실에 각각 하나씩 항상 들어 있다.

7) 가려움증에 대비해 항히스타민 성분의 겔을 세면도구 가방에 넣고, 혹시 심할 경우를 대비해 하이드로코르티손이 함유된 크림도 갖고 다닌다. 하이드로코르티손은 햇볕에 의한 화상에도 유용하게 쓴다. 습진에도 도움이 된다.

8) 가정상비약 상자에는 콧속의 붓기를 완화하는 비강 스프레이도 들어 있다.

9) 불안하거나 잠이 오지 않을 때를 대비해 발레리안도 챙긴다. 그리고 귀마개와 안대 없이는 아무 데도 가지 않는다.

10) 치료용 흙이 소분 포장으로 나온 후부터는 한두 봉지를 세탁망에 넣어 욕실에 보관한다. 갑자기 뾰루지가 올라왔을 때, 설사가 났을 때 사용한다.

11) 휴가를 갈 때는 항상 체온계를 챙긴다. 외딴 곳에

서 적절한 조치를 취해야 할 만큼 심각한 상황인지를 정확히 파악하기 위해서다. 그런 곳에서는 대도시처럼 곧바로 병원의 도움을 받기가 쉽지 않은 법이다.

12) 나는 곤충 기피제 바르는 것을 그리 좋아하지 않는다. 벌레를 피하기 위해서 스프레이를 뿌리기보다는 긴 옷을 입는다. 그리고 몇 년 전에 전자식 물림치료기를 샀다. 끝부분을 불로 달구어 벌레 물린 곳을 열로 치료하는 기구다. 숟가락을 뜨겁게 달궈서 벌레 물린 곳에 대는 것과 같은 원리다. 물린 곳에 달궈진 열판을 대면 열기가 가려움을 유발하는 단백질을 파괴한다.

그라이프발트대학교의 연구 결과에 따르면, 해변에서 말벌, 꿀벌, 모기 등에 물린 사람 146명을 이 기구로 치료했더니 10분 안에 통증과 붓기가 완화되었다고 한다. 특히 벌레에 물린 자리가 심하게 붓는 사람에게 유용하고, 물린 즉시 처치할수록 효과가 좋다. 하지만 처치를 하는 몇 초간은 정말 뜨겁다. 화상을 입을 위험도 있다.

모기에 물리는 것을 여유롭게 받아들이는 태도는 모기가 말라리아나 댕기열과 같은 심각한 병을 옮기지 않는 지역에서나 가능하다. 하지만 기후 변화로 인해 그런 병을 옮기는 곤충들이 점점 전 세계로 퍼지고 있다는 뉴스를 듣는다.

살인 진드기도 마찬가지다. 나는 산길을 걸을 때는 항상 바지를 등산화 안으로 넣고 다니지만 그래도 저녁이면 혹시 다리에 한 마리라도 붙어 있지는 않은지 유심히 살핀다. 만약 진드기를 발견하면 핀셋으로 들어 올린 다음 진드기가 붙어 있던 자리를 꾸준히 관찰해야 한다. 일주일 안에 그 자리에 붉은 자국이 생긴다면 보렐리아 균에 감염됐을 수 있으니 곧장 의사를 찾아가야 한다.

27   용어

가스 배출제

더부룩함이나 소화 불량에 도움이 되는 위장약으로 캐러웨이, 박하, 펜넬, 라벤더 등이 있다.

근거 중심 의학

이해를 돕기 위해 '증거가 뒷받침되는 의학'이다. 이 개념은 뻔하고 피상적인 것과는 아무 관련이 없으며 오히려 정확하게 들여다보고 질문하는 태도에 가깝다. 무엇이 정말 효과적이고, 어떤 연구를 통해 그 효과를 확신할 수 있는가? 그 약효를 활용해 환자를 어떻게 치료할 수 있는가?

허가를 받은 식물성 약도 다른 약들과 동일한 기준에 따라 평가한다. 근거 중심 의학은 오늘날 우리가 의학이라고 부르는 것의 기본이다.

기포 제거제

오로지 물리적으로만 작용하는 디메티콘이나 시메티콘이다. 이런 약들은 위와 장에서 기포를 터트려서 더부룩함을 해소하는 데 뛰어난 효과를 보인다.

모노 그래프

약전에서 어떤 약용 식물이나 약 성분에 대해 상세히 기술한 부분이다. 한국 약사법에서는 '의약품 공정서'라고 부른다.

바이러스 억제제

아시클로버와 펜시클로버 같은 바이러스 증식을 억제하는 약이다. 초기에 사용할수록 효과가 좋다.

방향족

라벤더, 백리향, 국화, 펜넬 등 에센셜 오일을 함유한 약용 식물이나 식물성 약이다.

보건의료품질경제성연구소

퀼른에 있는 이 연구소는, 코크란 연합과 비슷하게 논문들 중에서 충분히 신뢰할 만한 결과를 제공하는 것들만을 체계적으로 선별한다. 하지만 그 결과를 검토서 형태로 대중에 공개하지는 않는다. 대신 독일 연방위원회에 감정서를 제출한다. 위원회에서는 독일 내에서 이뤄지는 치료 중 법정 건강 보험이 비용을 지불해야 할 것을 감별한다(기존의 치료법을 넘어서는 어떤 추가적 쓸모가 있는지 여부가 결정의 중요한 기준이 된다).

자가 치료에서 이 위원회가 맡은 역할은 건강 정보 웹사이트를 운영하는 것 정도다. 이 사이트에는 다양한 건강 관련 주제에 대한 독립적이고 광범위한 정보들이 망라되어 있다.

비스테로이드성 소염제

이부프로펜, 디클로페낙, 아스피린 등 산화 효소인 사이클로옥시제네이스의 활성을 저해하여 통증과 염증을 억제하는 약을 통칭한다.

비스테로이드성 소염제에 해당하는 약들은 1950년대 류머티즘 환자들에게 고용량으로 투약되었던 코르티손, 스테로이드에서 문제가 되었던 심각한 부작용을 유발하지 않는 것으로 확인되었다. 오늘날 비스테로이드성 소염제는 진통제를 뜻하는 약어로 사용되어 염증과는 무관한 통증을 억제하는 데도 쓰인다. 일반의약품으로 살 수 있는 진통제는 대부분 비스테로이드성 소염제다. 일반적으로 효과가 더 강하지만 중독성을 일으킬 수 있는 모르핀 등 오피오이드계 진통제와는 구별된다.

사포닌

물에 넣고 흔들면 지속성 거품이 생겨나는 매우 특별한 구조의 식물성 성분이다. 천적으로부터 스스로를 보호하기 위해 식물들이 만들어 낸 비누 성분이다. 우리는 이것을 진해제로 쓴다.

신경 안정제

화학적으로 규정된 진정제 혹은 수면제를 일컫는다.

안트라퀴논

알로에, 서양갈매나무 껍질, 센나잎과 열매 등에서 추출한 식물성 완화약이다. 장에 일어나는 현상에만 집중적으로 그리고 매우 효과적으로 개입하여 비사코딜이나 피코설페이트나트륨 등의 화학 제제와 동일한 기전으로 작용한다. 하지만 적정량을 조제하기가 쉽지 않다.

약

이 단어를 듣고 환각제를 떠올리는 약사들은 없을 것이다. 약사들에게 약은 '제정신이 들도록' 만들어 주는 도

구니까. 약은 의학적으로 활용되는 식물의 일부를 보관이 가능하도록 건조시킨 것이다. 차를 만드는 것처럼 말이다. 여기서 주의할 점은 (약사들은 '원료 식물'이라고 부르는) 식물 전체를 사용하지 않는다는 점이다. 일반적으로 약효와 관련된 성분이 식물 전체에 골고루 퍼져 있는 것이 아니라 특정 부분에만 들어 있기 때문이다. 그래서 약전은 식물의 어떤 부분을 사용할지를 정확히 규정하고 있다.

약용 식물 요법

피토테라피^{Phytotherapie}라고도 불리며 '식물 의학' 혹은 '식물 치료법'으로도 해석된다. 최초의 알약이 찍어져 나오기 훨씬 전부터 수도원에는 약초 의사와 약초를 가꾸는 정원이 있었다. 한마디로 약용 식물 요법은 의학의 할머니라고 말할 수 있다.

오늘날 약용 식물 요법은 크게 두 가지 방향으로 나뉜다. 한쪽은 경험치와 대대로 내려온 지식이 큰 비중을 차지하는 전통적 약을 사용하는 방식이다. 그리고 다른 한쪽은 정통 의학의 일부분이 된 합리적 약용 식물 요법으로, 표준화 과정을 거쳐서 어떤 효과를 기대할 수 있는 최소 복용량을 제시할 수 있는 치료법이다. 두 방식 모두 성분 혼합을 허용한다.

반면 디기탈리스잎 성분에서 분리한 식물성 작용 물질로 심장 기능 상실 치료제로 쓰이는 디기톡신^{Digitoxin}이나 곰팡이에서 추출한 항생제 페니실린, 차나무에서 추출한 기관지약 테오필린 등은 약용 식물 요법의 약에 해당하지 않는다. 원래 성분에서 분리하거나 식물성 약 성분을 화학적으로 변화시키는 작업은 약효를 개선하고 부작용을 줄이기 위해 고안한 것이다.

약전

약사들의 성경이다. 의약품과 의약품 생산에 사용하는 성분들의 품질, 시험, 보관, 판매, 표시에 관해 연방 의약품 및 의료기 연구원에서 발표한 규칙들을 망라한 책이다. 약전은 품질 기준을 정의하는데, 이 말은 곧 각각의 약마다 어떤 식물에서 성분을 추출해야 하며, 약효를 내기 위해 정해진 성분의 최소 함량은 얼마가 되어야 하며, 어떤 약과 병용할 수 있으며, 최대 허용량은 얼마이며 그것은 어떻게 검증되었는지를 모노 그래프에서 밝혀야 한다는 뜻이다.

약전 품질

약전이 규정한 품질. 예를 들어, 약으로 쓰이는 박하잎은 순수 박하에서 채취한 것으로 에센셜 오일을 전체 잎은 최소 1.2퍼센트, 분쇄된 잎은 0.9퍼센트 함유해야 한다. 쿨민트나 스피어민트 등 기호 식품으로 애용되는 차는 약으로 인정되지 않는다. 약전 품질에 따른 약용 식물로 만든 차는 (기호 식품용 차와는 구별되어) 약차로 표시한다.

양성자 펌프 억제제

양성자 펌프를 마비시켜 위산 과다를 막는 약이다. 양성자 펌프는 위 점막과 세포벽 생체막에서 분비되는 효소로 위산을 형성한다. 이 약은 효소를 불가역적으로 차단하기 때문에 효과가 강하고 오래간다. 속 쓰림과 역류성 식도염 치료에 일대 혁신을 불러왔으나 최근 들어 무분별한 사용이 문제가 되고 있다.

에센셜 오일

유칼립투스, 국화, 박하, 라벤더, 서양고추냉이 등의 약용 식물에서 강한 향을 내는 성분이다. 에센셜 오일은 항생, 항바이러스, 항진균 작용을 하며 바르는 약으로 사용하면 혈액 순환을 촉진하고 피부를 자극한다. 에센셜 오일로 증기 들이마시기를 하면 점막이 가볍게 자극된다. 그러면 기관지의 분비물 배출이 원활해지고 점액을 운반하는 섬모의 활동성도 증가한다. 먹는 약으로 사용하면 경련을 완화하고 염증을 억제하며 이뇨 작용을 한다.

식물 내부의 오일을 생산하고 저장하는 선모(분비 세포 혹은 분비샘)에 에센셜 오일이 들어 있다. 당연히 식물을 잘게 썰수록 이 분비샘이 많이 파괴되어서, 저장된 오일은 금세 휘발된다. 그래서 에센셜 오일이 함유된 방향족 식물들은 티백에 적합하지 않다. 에센셜 오일은 물에는 절대 녹지 않지만 기름에는 매우 잘 녹는다. 또한 플라스틱과도 잘 결합한다. 그래서 에센셜 오일을 함유한 약차는 절대 플라스틱 용기에 보관해서는 안 된다. 작용 성분 함량이 순식간에 바닥으로 떨어진다.

에센셜 오일은 약사들이 '지방유'라고 부르는 식료품 기름과는 아무런 관계가 없다. 지방유와는 정반대로 에센셜 오일은 금세 증발하고 잔여물도 남지 않는 '휘발성 유기 화합물'이다. 지방유는 긴 사슬 지방산으로 구성된 반면, 에센셜 오일은 상대적으로 크기가 작은 분자 그중에서도 테르펜^{Terpene}으로 구성되어 있다.

에센셜 오일은 거의 모든 경우 묽게 희석해서 사용해야 한다. 직접 사용하면 피부를 자극하거나 알레르기를 일으킬 수 있다. 피부에 바르는 것만으로도 혈액 순환을 촉진할 수 있다. 에센셜 오일을 약으로 사용하여 의학적 치료를 하는 것을 아로마 테라피라고 부른다.

완제의약품

공장에서 나와 약국 서랍에서 손님을 기다리는 약을 말한다. 약국에서 조제하는 연고나 집에서 직접 끓이는 약차와 구분된다. 식물성 완제의약품의 장점은, 일반적으로 차로 마실 때보다 고농도의 작용 성분을 섭취할 수 있다는 것이다. 맛이 쓴 식물성 성분은 맛을 중화시켜 씹어 먹거나 단맛을 가미해 시럽이나 주스로 좀더 편안하게 섭취할 수 있다. 또한 1일 권장 용량을 지키기가 한결 간편하다. 거의 모든 약용 식물은 먹기 직전에 가공하는 것이 좋아서 차로 마시려면 시간과 노력이 많이 든다.

유효 기간

제약사가 그 제품의 효능과 품질, 안전성에 관해 책임을 지는 기간. 원칙적으로 이 기간 동안에는 밀리그램당 유효 성분의 함량이 적어도 90퍼센트는 남아 있어야 한다. 완제의약품의 경우 소비자가 거듭 확인할 수 있는 포장지(예를 들면 안약의 경우는 약병)에 기재하고 추가로 사용 기간을 적는다. 사용 기간이란 사용을 시작한 후 혹은 (가루를 용액에 타서 직접 제조하는 항생제 시럽의 경우에는) 조제를 한 후부터 약효가 유지되는 기간을 의미한다.

이뇨제

서양미역취나 자작나뭇잎 등 소변을 보게 하는 약으로 방광염이 있을 때 요로를 씻어 내는 용도로 쓰인다.

전구 물질

몸속에서 약 효능을 발생시키는 물질이다. 예를 들면 변비약으로 쓰이는 안트라퀴논은 장내 미생물에 의해 당이 분해된 후에야 활성화된 안트론 혹은 안트라놀이 생긴다. 이러한 작용 기전 때문에 환경에 따라 효과가 발휘될 때까지 시간이 오래 걸리기도 한다.

전문의약품

의사, 치과의 혹은 수의사의 처방전이 있어야만 판매 가능한 의약품은 '전문의약품'으로 표시되고, 그 외 약국에서 소비자들에게 팔 수 있는 의약품은 '일반의약품'으로 표시된다.

그 외에 편의점이나 약국 선반에서 누구나 자유롭게 구매할 수 있는 의약품도 있다. 그런 약품에는 별도의 표시가 없다.

전통 식물성 약

이런 약들은 허가를 받은, 대부분 표준화된 식물 요법 약과는 구분된다. 이런 약들은 효용 대 위험의 비율에 대해 알려진 사실이 없으며 그 효능도 과학적으로는 입증되지 않았다. 생산자가 그 약이 최소 30년 전부터 사용되어 왔으며 그 기간 동안 경험이 축적되었다는 것만 증명할 수 있으면 전통 식물성 약으로 등록할 수 있다. 비단 식물성 약뿐이 아니라 동종 요법이나 인지학적 요법에 관한 약품도 의약품법에 의해 등록이 가능하다. 이렇게 등록된 의약품은 쓸모가 없을 수도 있고 해롭지 않을 수도 있다. 후자를 생산자가 증명할 필요는 없다.

점액 성분

물을 흡수하거나 저장하는 능력이 뛰어난 식물성 성

분이다. 기침이 날 때나 위와 장 점막에 보호막을 씌우는 용도로 쓴다. 대표적인 점액 성분 약으로는 접시꽃과 아마씨가 있다.

제산제

위산을 중화하는 약이다. 지난 수백 년간 위산 과다에는 탄산수소나트륨(중탄산소다)이 많이 쓰였지만, 요즈음에는 수산화마그네슘이나 수산화알루미늄과 같은 미네랄 화합물도 흔하게 쓰인다. 제산제는 효과가 빠르지만 지속 기간이 매우 짧다.

좌욕

얕은 물에 앉아 하는 목욕. 항문과 생식기를 치료하는 데 이상적이다. 욕조에서도 할 수 있지만 비데나 좌욕기, 혹은 일회용 좌욕 비닐을 사용할 수 있다. 변기 커버에 커다란 일반 비닐을 씌우고도 가능하다.

주간 진정제

시계초처럼 몸을 피곤하게 만들지 않고 마음을 안정시키는 (식물성) 약이다. 반면 홉 같은 야간 진정제는 피곤하게 만든다. 발레리안이 둘 중 어디에 해당하는지는 분명하지 않다.

진료 지침

어떤 질병 치료에 대한 최신 정보를 망라하여 의사가 자신의 선택지와 치료법을 한눈에 살펴보고 적절하게 조치하도록 돕는 지침서이다. 어떤 치료법의 전망이 좋고 어떤 것이 그렇지 않은지를 알려 준다. 진료 지침에 구속력은 없다. 의사는 환자 각각의 상황에 직당하다고 생각하는 치료법을 스스로 결정하고 자신만의 치료 기술을 발휘해야 한다.

추출물

말하자면 약용 식물의 진액이다. 사람들은 약에서 유용한 성분을 끌어낸다. 추출을 위해 용매를 쓸 때도 있는데, 특히 수용성 성분과 지용성 성분을 동시에 녹일 수 있고 보존제 역할도 하는 알코올이 제격이다. 그 외에도 물, 물과 알코올의 혼합제, 아세톤이 용매로 쓰일 때도 있다.

추출물의 원형은 차다. 하지만 제약 회사 공장에서 만든 국화 추출물에는 일반적인 국화차보다 훨씬 많은 비사보롤Bisabolol이 들어 있다. 약 대 용매의 비율을 의도적으로 조절할 수 있으며 용해할 식물 성분에 따라 다른 용매를 적용할 수 있기 때문이다. 발레리안 팅크처럼 알코올성이나 수성 추출물이 그 자체로 의약품으로 쓰일 때도 있다. 혹은 다른 제형으로 가공되기도 한다. 용매를 모두 증발시킨 분말 추출물의 형태가 가장 보편적이다.

코크란 연합

　의학계에서 효능 검증을 위해 결성된 과학자들의 세계적 네트워크다. 코크란 연합은 끊임없이 그리고 체계적으로 '아세트아미노펜이 무릎과 허벅지 관절통에 플라세보보다 나은 효과를 보이는가?'와 같은 질문에 대한 논문들을 수집한다. 이 자료들을 코크란 네트워크에서 체계적으로 분석하며 그 결과를 문헌 고찰 혹은 검토서라고 불린다. 굉장히 유익한 일이다. 특히 의학계에서는 단독 연구나 소규모 연구 혹은 제약사로부터 재정 지원을 받은 연구에서 새로운 사실이 밝혀지는 경우가 드물다. 코크란 연합은 먼저 일정한 기준을 충족시킨 논문만을 검토 대상에 포함시키고 여러 건의 논문을 체계적으로 분석해서 확실한 그림을 제시한다.

　그동안 코크란 연합이 제출한 검토서는 7,500건이 넘는다. 웹사이트(www.cochranelibrary.com)에 접속하면 누구나 영어와 스페인어로 된 검토서를 볼 수 있다.

　코크란 연합은 독립 단체이며 전 세계 보건 관청으로부터 재정 지원을 받는다. 이 네트워크는 근거의 중심이 되길 원한다. 하지만 정보가 너무 부족하면 아무리 코크란 연합이라도 추천의 근거가 될 만한 결론을 도출하지 못한다. 이것이 가끔 자료가 불충분하다는 결론이 나오는 이유다. 다시 말하면, 코크란 연합이 무언가를 확실하게 밝혔다면 거기에는 다른 누군가가 끼어들어 트집을 잡을 구석이 전혀 없다는 뜻이다. 하지만 내가 중요하게 생각하는 다른 한 가지는, 연구 결과로 어떤 약이 플라세보보다 효과가 좋다는 사실이 의심의 여지없이 밝혀졌다 하더라도 그 약이 누구에게나 그렇게 작용하진 않는다는 것을 이해하는 것이다.

탄닌

탄닌은 동물 피부의 단백질과 결합하여 껍데기를 가죽으로 만드는 성분이다. 약으로 쓰이는 탄닌은 참나무 껍질이나 위치 하젤에서 추출한 것으로 피부나 점막의 표면을 아주 가볍게 수축시켜 회복을 촉진하고 염증을 억제하는 작용을 한다. 무엇보다 탄닌은 홍차와 녹차, 레드 와인에 많이 들어 있다.

팅크

곧바로 약으로 쓸 수 있는 추출물이다.

표준화

약용 식물 요법에서 비롯된 개념이다. '제약 회사가 추출물을 표준화했다'는 말은 곧, 식물에 함유된 수많은 혼합 성분들 중 특정 효과를 내는 성분을 골라낸 다음, 1회 생산량마다 그 성분이 필요한 만큼 포함되었는지를 확인했다는 뜻이다. 경우에 따라서는 다음 생산량과 섞어서 정해진 기준을 맞추기도 한다. 식물성 약이 '표준화되었다'는 것은 품질 검사 도장을 받은 셈이다. 표준화된 식물성 약만이 대량 생산이 가능하다.

프로바이오틱스

유산균, 비피더스균, 장내 구균, 장내 유익균, 사카로미세스 불라디 효모 등 살아 있는 미생물이 포함된 조제물이다. 가령 설사나 질염이 있을 때도 사용한다. 프로바이오틱스는 프리바이오틱스와는 다르다. 프리바이오틱스는 미생물의 먹이가 되거나 신진대사를 원활하게 하여 증식을 촉진하는 섬유소 등의 성분을 뜻한다.

플라보노이드

방대한 계열의 식물 함유 성분군으로 무엇보다 다양한 꽃 색깔을 만드는 데 관여한다. 체내에서 다양한 작용을 하는데, 염증과 바이러스, 박테리아와 알레르기를 억제한다. 오랫동안 공격적인 분자를 사냥하는 플라보노이드의 능력이 항산화 작용을 이끈다고 생각해 왔지만 최근에는 그런 효과 중 다수가 다른 방식으로 발휘된다는 사실이 밝혀졌다.

하인츠 실허

약사이자 약학 생리학 교수이다. 2015년 작고할 때까지 약용 식물 요법의 과학적 기초를 쌓아 많은 의사들이 받아들이도록 하는 데 지대한 공헌을 했다. 1960년대부터 식물성 약의 표준화를 촉구한 그는 특히 약용 식물의 대량 생산이 가능하도록 품질 기준을 만들기 위해 노력했다. 그의 인생작으로 꼽히는《약용 식물 요법 가이드북》은 '약용 식물 요법계의 성경'으로 불린다.

항히스타민제

히스타민 수용체를 차단하는 약이다. 정확히 말하면 히스타민 수용체'들'이라고 해야 하는데 우리 몸에는 다양한 기능을 하는 다양한 유형의 히스타민 수용체'들'이 존재하기 때문이다.

H_1-수용체는 알레르기 반응을 전달하기 때문에(그리고 여기에 히스타민이 큰 역할을 담당하기 때문에) H_1-항히스타민제는 꽃가루 알레르기를 비롯한 여러 알레르기 치료에 쓰인다. 독시라민 등의 1세대 항히스타민제를 복용하면 몸이 나른해지기 때문에 일반의약품으로 구매 가능한 수면제로 쓰인다. 멀미에도 도움이 된다. 세티리진Cetirizine을 비롯한 2세대 항히스타민제는 복용 후 피로감이 훨씬 덜하다. 레보카바스틴Levocabastine 성분의 안약과 비강 스프레이도 일반의약품으로 구매가 가능하다.

라니티딘Ranitidine 등의 H_2-항히스타민제는 전달 물질이 위산의 생산을 조절하는 위 점막에서 히스타민의 작용을 차단한다. 그래서 속 쓰림을 완화하는 데 도움이 된다. 하지만 양성자 펌프 억제제가 출시된 이후 이 약을 찾는 사람이 많이 줄었다.

혼합 제제

아스피린과 아세트아미노펜, 카페인이 혼합된 진통제처럼 다수의 성분으로 구성된 의약품을 뜻한다. 약용 식물 요법에서도 혼합 제제 방식은 유효하며 애용된다. E 위원회는 다양한 혼합에 관한 설명서를 발표했으며 여러 식물 성분을 복합한 완제의약품은 이미 수십 년 전부터 좋은 성과를 거두고 있다.

흡착제

액체를 흡수하면서 그 안에 들어 있던 독소까지 빨아들이는 성분으로 치료용 흙이나 숯이 여기에 해당한다. 무엇보다 설사에 많이 활용된다.

E 위원회

의사, 약사, 약리학자, 독성학자, 통계학자, 환자 대표로 구성된 위원회로 식물 의학 요법을 '말끔히 정리하여' 근거 중심 의학의 영역으로 옮겨 놓는 역할을 했다. 지금은 독일 연방 의약품 및 의료기 연구원 산하에 있다. 약용 식물을 안전성과 효능 관점에서 평가하고 확실한 품질 기준을 마련하자는 의도에서 의약품법에 의거하여 설립되었다. 1978년부터 1994년까지 E 위원회는 약용 식물의 혼합 제제 사용법을 비롯해 378건의 모노 그래프를 발표했다. 모노 그래프는 각각의 약과 함유 성분을 표시하고 설명하며 적용 범위와 (언제 그 약을 투약하면 안 되는가 같은) 주의 사항, 부작용과 다른 약물과의 상호 작용을 나열하고 무엇보다 정확한 1일 및 1회 용량과 용법을 기술한다.

모노 그래프 중 133건은 전문가들이 효용 대비 위험의 비율이 부적합하다고 혹은 불분명하다고 평가해 '네거티브 모노 그래프'로 발표되었다. '제로 모노 그래프'도 있다. 위험은 없으나 효능에 대한 충분한 증거도 없는 것을 말한다. 1989년 약용 식물 요법에 관한 유럽 과학 협력 위원회 [ESCOP]로 식물성 약품에 대한 평가 업무가 이관되었고 유럽 의학청 또한 약용 식물에 대한 모노 그래프를 발표한다. 그럼에도 여전히 E 위원회의 모노 그래프가 전 세계적 기준으로 인정된다.

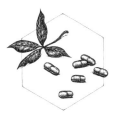

Ich glaub, ich hab da was für Sie!

Epilogue **감사의 글**

먼저 이 책을 쓰는 일뿐 아니라 내 삶 전반을 도와주고 전
폭적인 지원을 아끼지 않은 남편에게 감사를 전하고 싶다.
나를 약사와 과학자의 궤도로 이끌어 주신 부모님께도 감
사한다. 두 아이는 내 삶을 풍성하게 채워 준 것만으로도
충분하다.

　더불어 블로그 글을 책으로 엮어 보자고 제안했던 란
트베어 앤드 치^{Landwehr & Cie}의 에이전트 플로리안 글레시
그^{Florian Glässig}에게도 감사를 전한다. 이 책이 나오기까지 정
말 많은 대화를 나눈 모자이크 출판사^{Mosaik Verlag}의 요하네
스 엥겔케^{Johannes Engelke} 편집자에게도 감사한다. 그 밖에도

출판사의 중요한 두 편집자, 루스 비부슈^{Ruth Wiebusch}와 토마스 슈미트^{Thomas Schmidt}에게도 감사의 마음을 전한다.

지난 몇 년간 다양한 건강 관련 인터뷰에 응해 주었던 모든 전문가들에게도 감사의 말을 전한다. 그들은 내게 중요한 정보들을 나누어 주었고, 그 내용은 이 책에도 유용하게 쓰였다.

마지막으로 내 첫 번째 독자이자 꾸준히 공부하는 열정적인 약사인 내 친구 클라우디아 라이넨^{Claudia Reinen}을 향한 감사 인사를 빠뜨릴 수 없다. 그녀는 모두가 바라는 이상적인 약사이며 그녀를 단골 약국 약사로 둔 함부르크 시민들은 행운아다. 그녀는 현장에서 얻은 값진 정보를 풍성히 나누어 주었을 뿐 아니라 내게 더할 나위 없는 대화 상대가 되어 주었다.

디아나 헬프리히

옮긴이 이지윤

한국외국어대학교 영어과를 졸업하고 〈프레시안〉에서 5년간 정치 기사를 썼다. 2008년 이후 독일로 이주하여 풀다대학교^{Fulda University}에서 '문화 간 소통'을 주제로 석사 학위를 받았다. 지금은 출판 번역 에이전시 베네트랜스에서 '문화 간 소통'을 번역으로 중개하고 있다. 정갈하고 명료한 문장이 장점이다. 우리말로 옮긴 책으로는 《확신은 어떻게 삶을 움직이는가》, 《형제자매는 한 팀》, 《매너의 문화사》, 《왜 살인자에게 무죄를 선고했을까》, 《지적인 낙관주의자》, 《만만한 철학》, 《두 개의 독일》, 《세금전쟁》 등이 있다.

약, 알아두면 사는 데 도움이 됩니다

초판 1쇄 인쇄	2020년 10월 10일
초판 1쇄 발행	2020년 10월 20일
지은이	디아나 헬프리히
옮긴이	이지윤
감수	황완균
발행인	윤호권 박헌용
책임편집	정상미
발행처	지식너머
출판등록	제2013-000128호
주소	서울특별시 서초구 사임당로 82(우편번호 06641)
전화	편집 (02)3487-1151 마케팅 (02)2046-2800
팩스	편집·마케팅 (02)585-1755
홈페이지	www.sigongsa.com
ISBN	979-11-6579-265-7 03510

이 도서의 국립중앙도서관 출판예정도서목록(CIP)은 서지정보유통지원시스템 홈페이지(http://seoji.nl.go.kr)와 국가자료종합목록 구축시스템(http://kolis-net.nl.go.kr)에서 이용하실 수 있습니다.(CIP제어번호: CIP2020042269)